黄帝内经对应经穴针刺法

李平华 著

化学工业出版社
·北京·

内容简介

本书挖掘《黄帝内经》从阴引阳、从阳引阴、以左治右、以右治左的同名经、同构对应经穴针刺法，以《黄帝内经》为基础，论述了黄帝内经对应经穴针刺法的十二经脉循环、小循环、胎息状态下同名经正反循环、经脉、络脉、经筋左右上下联系、机体左右倾移、同构相求、同气相求、同性相求、同向相求、同频相求、同盛衰相求等内部规律；同名经对应经穴针刺法调气、调血、祛邪、恢复机体平衡、共振、全息调节等作用；针刺对应部位、诊治方法、主治病证、注意事项等。从概念、病因病机、诊断、治疗、典型病例等方面介绍了50多个常见病的同名经对应经穴针刺方法。本书适于针灸理论和临床工作者阅读、参考。

图书在版编目（CIP）数据

黄帝内经对应经穴针刺法 / 李平华著. -- 北京：化学工业出版社，2025. 6. -- ISBN 978-7-122-48070-5

Ⅰ. R221；R245. 3

中国国家版本馆 CIP 数据核字第 2025BA3496 号

责任编辑：郭韦疆　高　霞　　装帧设计：关　飞
责任校对：宋　夏

出版发行：化学工业出版社
（北京市东城区青年湖南街 13 号　邮政编码 100011）
印　　装：大厂回族自治县聚鑫印刷有限责任公司
710mm×1000mm　1/16　印张 14　字数 234 千字
2025 年 9 月北京第 1 版第 1 次印刷

购书咨询：010-64518888　　售后服务：010-64518899
网　　址：http://www.cip.com.cn
凡购买本书，如有缺损质量问题，本社销售中心负责调换。

定　　价：59.00 元

前言

“头痛医头，脚痛医脚”是批评人们对问题的局限看法，这也是诸多临床医生治疗疾病时容易出现的问题。按照《黄帝内经》（以下简称《内经》）医学思想，人体是一个有机整体，阴阳之气互根互用，经络上下、左右交互贯通，故可阳病治阴、阴病治阳，从阴引阳、从阳引阴，以左治右、以右治左，上病治下、下病治上，正如《素问·阴阳应象大论》所言：“阴胜则阳病，阳胜则阴病……故善用针者，从阴引阳，从阳引阴，以右治左，以左治右。”但现实中，即使是著名医家也容易犯“头痛医头，脚痛医脚”的错误。在针刺治疗上，表现为仅仅针刺病变的部位，即使用“近刺”法。例如《素问·缪刺论》有文：“邪客于臂掌之间，不可得屈。刺其踝后，先以指按之痛，乃刺之。”对其含义，历代颇有争议，多认为踝是腕之误，如马莳认为是通里，“当刺心经之通里穴也”。张景岳认为是内关，“邪客于臂掌之间，手厥阴经也，踝后者，以两踝间，踝中之后，则内关也。内关为手厥阴之络，故当取之”。杨上善认为是偏历，“腕前为掌，腕后为臂，手外踝后，是手阳明所行之处，有脉见者是手阳明络，臂掌不得屈者，取此络也”。周凤梧、张灿玾《黄帝内经素问语释》曰：“当刺腕关节后。”解释皆从错文理解，认为应该是针治腕关节。笔者认为经文自身是非常正确的，没有任何误写。即根据临床病症表现，如果是手少阴病腕痛，则是刺踝后太溪；如果是手太阳病腕痛，则是刺踝后昆仑。再进一步推测，如果手少阳病腕背侧中间偏外侧痛，则刺其外踝前下丘墟；如果手阳明病腕背侧前缘痛，则刺其踝前解溪；如果手太阴病腕内侧前缘痛，则刺其内踝前商丘等。反映了腕与踝的同名经对应关系，临床可以扩大至肩与髋、大腿与上臂、肘与膝、小腿与前臂、腕与踝、掌与跖、指与趾等。这些方法，揭示的是手足同名经络、同构之左右、上下的对应关系。《黄帝内经》对应经穴针刺法是一种以左取右、以右取左、以上取下、以下取上（即左右、上下交叉取穴）针刺病痛对侧同名经、同构对应经穴的方法，是《内经》独特的针刺方法，也是《内经》选穴、针刺方法的精华，但《内经》只论述原理，没有给刺法命名，具体散见于巨刺、缪刺等刺法中，并且有大量举例。由于《内经》文字深奥、年代久远，对应经穴针刺法存在着临床运用散在、针刺机制不明、治疗方法不清、治疗病种单一，甚至被误认为是错误的无序状态等问题，严重影响了对应经穴针刺法的运用和疗效的提高。

笔者通过系统学习、反复研读《内经》原著的有关章节，前后照应，注重与中医理论、临床实践相结合，提出经络循行及经脉、络脉、经筋左右横向联系、交叉联系、运行方向，机体经络、气血、邪气等左右倾移，以及经络之气的同构相求、同气相求、同性相求、同向相求、同频相求、同盛衰相求。同名、同构对应经穴针刺能调理气血、阴阳，使之产生共振，扩大针刺功效，以祛除邪气、恢复倾移，根据虚实纠正偏盛偏衰。本书分析了对应经穴部位取穴之腧穴、络穴、以痛为输、阿是穴等；诊治方法包括辨证归经、病痛点，同名经、同构、对应点；针具常用毫针、三棱针（锋针）等；刺法有直刺、斜刺、点刺血络、络穴等，以及主治病证、注意事项等。并列举大量临床案例，黄帝内经对应经穴针刺法不但可用于治疗筋伤科病证，还可用于治疗内科病证，特别是在治疗急慢性软组织损伤、类风湿关节炎、骨折以及部分细菌性感染疾病等方面，不但止痛效果显著，还可消肿、止痒，彰显《内经》对应经穴针刺法的快捷、高效和古人高超、精湛医技的传承与发展。

可重复性差是中医推广的最大拦路虎，一直困扰历代医者，黄帝内经对应经穴针刺法有效解决了这一难题，不需要复杂的辨证，只要找准病变经络、部位及对应同名经、同构的穴位，即可获得较好疗效，经得起重复，有很高的推广价值。笔者将多年临床体会进行了归纳、总结，将其整理成书，以期抛砖引玉，与同行一道致力于黄帝内经对应经穴针刺法的研究，使其疗效进一步提高、病证范围进一步扩展，从而深入挖掘祖国传统医学这一宝贵遗产，为中医药学的发展贡献力量。

本书在编写过程中得到中华中医药学会内经学分会主任委员贺娟教授的指导、修改、完善，在此表示深深的谢意。

由于本人水平有限，本书难免存在疏漏与不足，敬请广大读者、专家批评指正。

李平华

2025 年 5 月

目录

第一章
黄帝内经对应经穴针刺法的理论基础 001

第一节 经络的循环与联系 003
一、经络的循环 004
二、经络的左右联系 008
第二节 机体的倾移失衡 013
一、形体的倾移失衡 013
二、邪气的倾移失衡 014
三、气血运行的倾移失衡 016
四、阴阳盛衰的倾移失衡 016
第三节 同名经的相互关系 018
一、同构相求 018
二、同气相求 019
三、同性相求 021
四、同向相求 023
五、同频相求 025
六、同盛衰相求 025

第二章
黄帝内经对应经穴针刺法的作用 027

一、调气 029
二、调血 030

三、祛邪 030
四、恢复机体平衡 031
五、共振 031
六、生物全息调节 032

第三章
针刺部位的选择 033

一、对应经脉腧穴（包括阿是穴） 035
二、对应络脉络穴 037
三、对应络脉血络 039
四、对应经筋以痛为输 039
五、阳性反应点（阿是穴） 040
六、肘膝及以下部位 041
七、对应穴位关系 042
八、对应经穴顺序 047

第四章
黄帝内经对应经穴针刺法的诊治方法 051

一、确定病变经络、病位 053
二、选择同名经络、穴位 056
三、针刺治疗 058
四、黄帝内经对应经穴针刺法与巨刺、缪刺的区别 061
五、治疗原则 063
六、主治病证 065
七、注意事项 066

第五章
黄帝内经对应经穴针刺法的临床应用 067

第一节　筋骨损伤病证 069
一、落枕 069

二、颈椎病 071
三、肩周炎 080
四、肩袖损伤 084
五、冈上肌腱炎 088
六、冈下肌腱炎 090
七、肱二头肌长头腱鞘炎 093
八、肘关节扭挫伤 096
九、肱骨外上髁炎 099
十、腕关节扭伤 101
十一、桡骨茎突狭窄性腱鞘炎 104
十二、腕管综合征 106
十三、屈指肌腱狭窄性腱鞘炎 108
十四、掌指、指间关节损伤 110
十五、急性腰扭伤 112
十六、腰肌劳损 114
十七、腰椎间盘突出症 117
十八、腰椎管狭窄症 122
十九、第三腰椎横突综合征 126
二十、臀上皮神经损伤 128
二十一、股骨头缺血性坏死 130
二十二、股外侧皮神经卡压综合征 135
二十三、股四头肌损伤 138
二十四、膝骨关节炎 141
二十五、慢性膝关节滑囊炎 145
二十六、膝关节内外侧副韧带损伤 149
二十七、髌下脂肪垫损伤 152
二十八、腓总神经损伤 154
二十九、不宁腿综合征 156
三十、踝关节扭伤 158
三十一、跟痛症 162
三十二、跟腱炎 164
三十三、跖痛症 166
三十四、跖趾、趾间关节损伤 168

第二节　内科病证 170
一、头痛 170
二、眩晕 173
三、胸痛 175
四、胁痛 178
五、胃痛 180
六、腹痛 183
第三节　五官病证 187
一、面瘫 187
二、三叉神经痛 190
第四节　风湿痹病证 194
一、类风湿关节炎 194
二、强直性脊柱炎 198
三、痛风 201
第五节　其他病证 205
一、骨折 205
二、感染性关节炎 207
三、甲沟炎 209
四、湿疹 210
五、痛经 212

参考文献 **215**

第一章

黄帝内经对应经穴针刺法的理论基础

黄帝内经对应经穴针刺法是一种针刺同名经、同构交叉对应经穴，左病治右、右病治左、上病治下、下病治上的针刺方法。“对”是对侧，“应”是相应，“对应”是对侧同名经、同构的交叉相互照应，以同名经为主体、同构为补充；“经”是经络，包括经脉、络脉、经筋、皮部等；“穴”是穴位，包括经脉腧穴、络脉络穴、血络、经筋以痛为输、阿是穴等。

黄帝内经对应经穴针刺法是《黄帝内经》（以下简称《内经》）针刺方法的精髓，充分体现了经络的广泛联系和中医的整体观念。

《素问·阴阳应象大论第五》曰：“故善用针者，从阴引阳，从阳引阴，以右治左，以左治右……阳病治阴，阴病治阳。”“以左治右，以右治左”是指身体的一侧（左侧或右侧）出现病痛时，可以通过针刺另一侧的穴位来调治。“从阴引阳，从阳引阴……阳病治阴，阴病治阳”既有针刺的左右关系，又有上下关系，二者综合就是上肢病针刺对侧下肢，下肢病针刺对侧上肢，即上下交叉对应针刺，针刺同名经络、同构对侧对应穴位。《伤寒论》言：“经络府俞，阴阳会通。”机体功能失调，也存在着结构、经气、邪气的倾移、偏盛偏衰的同步性，同名经穴同构相求、同气相求、同性相求、同向相求、同频相求、同盛衰相求，故交叉取同名经、同构对应经穴能恢复机体倾移、失调。

第一节 经络的循环与联系

经络是人体运行气血、联络脏腑与体表及全身各部的通道，其网络全身内外，无处不到，以纵行为主，也有横行的，是人体功能的调控系统。一方面，经络有运行气血、联络和调节脏腑、体表及全身各部的功能，也是邪气传播的通道。另一方面，经络循行的经脉、络脉、经筋及其所连属的皮、肉、筋、骨是经络的实体物质结构，具有一定的宽度和深度，其立体结构既可以是病变的部位，也可以是接受针刺调节的实体。在针灸领域，人们习惯于纵向的辨证循经取穴，本书重点讨论经络的横向及交叉联系。

经络的左右联系途径很多，有经脉的左右联系，也有经筋、络脉等的左右联系。经脉、经筋、络脉等左右横向多方面、多层次、多角度的广泛联系，既利于经络的平衡和经络生理功能的发挥，也使得病邪侵袭之后或内生邪气，顺经络纵向传播的同时，也存在着左右横向传播，甚至存在左右交叉传播，出现病邪在一侧上、下，症状在另一侧下、上的情况，所以针刺不单同侧循经选穴，还可以左病取右、右病取左，上取下、下取上，左右、上下交叉选取，而且左右、上下交叉取穴疗效往往优于同经上下循经选穴和左右选穴。经络的左右、上下交叉联系，是黄帝内经对应经穴针刺法的原理和依据。

一、经络的循环

（一）经络大循环

经络的循环是双侧纵向循行，体现为营气在经脉的循环。《灵枢·营气第十六》明确提出，营气从手太阴经始，沿上肢内侧前缘下行，于指尖注于表里经手阳明经，再沿上肢外侧前缘上行，于面部注于同名经足阳明经，沿颈、胸、腹前、下肢前外侧下行至足背，注于足大趾表里经足太阴经，沿下肢内侧前缘进入腹部，从脾向上过膈肌，注入心中，交于手少阴经；手少阴经出腋下，沿上肢内侧后缘下行，注小指端，交于表里经手太阳经，沿上肢外侧后缘上行，循颈上至面颊，注目内眦，交于同名经足太阳经，足太阳经上巅顶，下项，循脊旁下行过髋关节，沿下肢后侧下行，注小趾之端，交于表里经足少阴经；足少阴经斜过足心，沿下肢内侧后缘上行注于肾，从肾注心，交于手厥阴经，手厥阴经外散于胸中，循心主脉，出腋，沿上肢内侧中间下行，出两筋之间，入掌中，出中指之端，注小指次指之端，交于手少阳经；手少阳经沿上肢外侧中间上行于面，于目外眦交于足少阳经，足少阳经循行头侧，下行注于胆，出胁，沿下肢外侧下行至足背上，复从足背注足大趾间，交于足厥阴经，足厥阴经沿下肢内侧上行，经腹至肝，从肝上注肺，向上沿着喉咙之后进入鼻窍，连目系，支别沿额部上行巅顶，向后下沿着颈部下行，循脊柱正中下行于骶部，为督脉循行路线，向前络于阴器，向上经过毛际，进入脐中，沿腹胸前正中循于腹部、胸部，进入缺盆正中，向下注于肺，交于手太阴经，如此反复循行（图 1-1）。

此十二经循环由于循行路径长，称为大循环。经络的大循环以经脉为主体，络脉参与，经筋是从四肢末端走向中心。

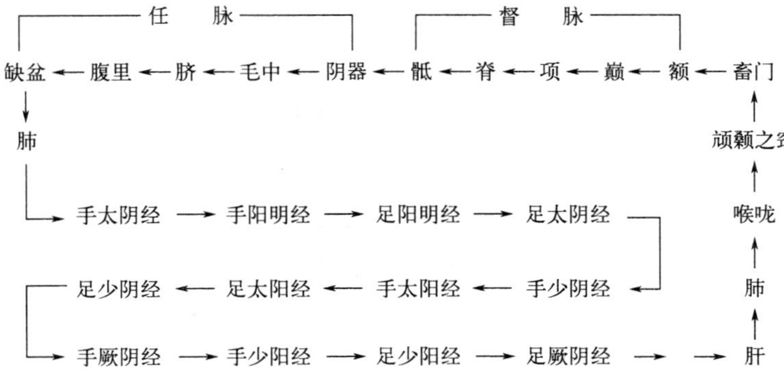

图 1-1 经络循行图

（二）经脉小循环

经脉小循环也是环形循行，与十二经循环相比，循行路线短，故称小循环，与大循环一样，都是人体循环、调节系统。

1. 经脉小循环

如前所述，经脉的大循环为手阴经由胸沿上肢内侧至手指，交于手阳经（由胸至手）；手阳经由手指沿上肢外侧经颈项至头，交于足阳经（由手至头）；足阳经由头沿颈项、躯干后、侧、前，下肢前外、外侧、后侧至足趾，交于足阴经（由头至足）；足阴经由足趾沿下肢内侧至胸或腹，交于手阴经（由足至胸腹）。其中包含了手阴经至足阴经三个小循环和任督二脉的前后正中小循环。三个小循环分别为：

胸手太阴经→手指尖手阳明经→面部交于足阳明经→足趾尖足太阴经至胸

胸手少阴经→手指尖手太阳经→面部交于足太阳经→足趾尖足少阴经至胸

胸手厥阴经→手指尖手少阳经→目外交于足少阳经→足趾尖足厥阴经至胸

2. 三个小循环内同名经的联系

经脉小循环内，同名经的阳经在头面部直接相连，是其纵向联系；同名经的阴经则在胸腹部通过纵向、横向间接相连，是同名经相互选取的理论依据之一。

（1）同名阳经的头面部相连 三个小循环的手阳经于头面交于足阳经，如手阳明经于鼻旁交于足阳明经、手太阳经于目内眦交于足太阳经、手少阳经于目外眦交于足少阳经。同名手足阳经在胸腹部还存在着联系，如手足阳明经都出入缺盆、下膈，手足太阳经都循行肩部，手足少阳经颈部二次相交，过缺盆、膈等，通过这些部位，加强了同名阳经的联系。

（2）同名阴经胸腹相连　三个小循环的手足阴经虽然没有直接交接，但通过胸腹纵向、横行间接相连、相通，如手太阴经于胃、膈相连于足太阴经；手少阴经于心、膈相连于足少阴经；手厥阴经于胸胁、膈相连于足厥阴经。

（3）同名经的交叉联系　同名手足阳经通过头面部、胸腹部等纵向相连，通过经脉、络脉存在着横向联系；同名手足阴经通过胸腹多个部位纵向、横行相连、相通，表明同名经之间存在左右、上下的交叉联系，意味着经气在经脉间交叉循行、邪气在经脉间交叉传遍。

3. 小循环内同名经的调节

（1）小循环为经脉的小调节系统　三个小循环虽然途径不完全相同，位置稍有差异，但其循行方向完全一致，具有完整的阴阳表里关系和环形运行途径，其循行路途短、时间短，是三个完整、独立的循环、调节系统。每个小循环的循行路径不到十二经大循环的1/3，大大缩小了针灸选择范围，是经气调节的高效部位，明显优于十二经脉大循环的时间、速度、效率（疗效），这也是同名经对应经穴针刺法在小循环内选择穴位的原因。经络的小循环以经脉为主体，也有络脉、经筋参与。

（2）同名经为小循环经脉调节最佳方式　三个小循环双侧经穴选取有8种方式：一是本经。二是同侧表里经脉，位于上肢或下肢内外侧相同位置，通过手足直接相连。三是对侧同种经脉，位于左右肢体相同位置，通过脏腑、经脉等直接相连、相交。四是对侧表里经脉，位于对侧肢体内外侧相同位置，间接相连。五是对侧同名经脉，位于对侧上下肢相同位置，通过头面、胸腹交叉相连、相通。六是对侧同名表里经脉，位于对侧上下肢内外相同位置。七是同侧同名经脉，位于同侧上下肢相同位置。八是同侧同名表里经脉，位于同侧上下肢内外相同位置，这些都可作为经络调节的选取对象。理论和临床实践证明，取对侧同名经脉及腧穴疗效最优、最快，是本书重点讨论的内容。本经循经选穴、表里经选穴、对侧同种经脉选穴等也是重要选穴方法，限于篇幅本书不再论述。

至于任、督二脉则在躯干正中前后部位循环，为前后、上下对应，是特殊类型的同名经对应关系。

（三）胎息状态下同名经正反循环

武当山著名道医祝华英道长通过艰辛修炼，进入“胎息”状态，感到了手足十二经的左右、阴阳对立的双向进退运动，不但有十二经脉大循环的交接运行，而且各条经脉同时进行着正向、反向运行，时刻不停。其运行规律是：

1. 左右正反运行

（1）左侧正运、右侧反运

左侧手三阴经从胸至手　左侧手三阳经从手至头
左侧足三阳经从头至足　左侧足三阴经从足至腹

右侧足三阴经从腹至足　右侧足三阳经从足至头
右侧手三阳经从头至手　右侧手三阴经从手至胸

（2）右侧正运、左侧反运

右侧手三阴经从胸至手　右侧手三阳经从手至头
右侧足三阳经从头至足　右侧足三阴经从足至腹

左侧足三阴经从腹至足　左侧足三阳经从足至头
左侧手三阳经从头至手　左侧手三阴经从手至胸

2. 左右正反运行同名经对比

（1）左侧正运、右侧反运

左侧手三阴经从胸至手　左侧手三阳经从手至头
右侧足三阴经从腹至足　右侧足三阳经从足至头

左侧足三阳经从头至足　左侧足三阴经从足至腹
右侧手三阳经从头至手　右侧手三阴经从手至胸

（2）右侧正运、左侧反运

右侧手三阴经从胸至手　右侧手三阳经从手至头
左侧足三阴经从腹至足　左侧足三阳经从足至头

右侧足三阳经从头至足　右侧足三阴经从足至腹
左侧手三阳经从头至手　左侧手三阴经从手至胸

“胎息”状态是经气运行的超敏状态，无论正、反向上下运动，对侧同名经经气方向是一致的，同时上行、下行，同时出胸腹、入胸腹或同时手足、腕踝、前臂小腿、肘膝、上臂大腿、肩髋等，同起同止，而同侧同名经、对侧本经经气方向是相反的。

同名手足经由于上下肢、胸腹长短不同，足阴阳经长于手阴阳经 1 丈 8 尺，经气运行速度不同，但其完成运行及运行对应部位的时间完全相同，也就是手经运行速度慢、足经运行速度快，但其经络之气同时运行至对侧同名经上下肢的对应位置，是其经气的“同频点”、“等频点”，揭示了对侧上下肢同名经对应部位经气运行同时、同向、同步、同频的内部规律性，对于针刺等治疗具有重要意义。

二、经络的左右联系

（一）十二经脉左右联系

十二经脉是经络系统的主体，也是运行气血和传播邪气的主渠道，左右十二经脉在脏腑、正中部位贯通及任、督二脉的交会联系、经脉的左右交叉循行、带脉的环绕等，密切了左右十二经脉的关系，也是经脉病左病取右、右病取左、交叉取穴的依据之一。

1. 会通于脏腑

左右十二经脉分别循行、络属于同一脏腑，阴经属脏络腑，阳经属腑络脏，在络属脏腑中经脉左右贯通，加强了经脉与脏腑及左右经脉之间的联系，左右经脉在脏腑中相会、交通，使得经气在经脉中运行，也为邪气的传变提供了途径。十二经脉与脏腑的络属关系如下：左右手太阴经属肺络大肠，左右手阳明经属大肠络肺，左右足阳明经属胃络脾，左右足太阴经属脾络胃，左右手少阴经属心络小肠，左右手太阳经属小肠络心，左右足少阴经属肾络膀胱，左右足太阳经属膀胱络肾，左右手厥阴经属心包络三焦，左右手少阳经属三焦络心包，左右足少阳经属胆络肝，左右足厥阴经属肝络胆。

2. 交叉于正中部组织

左右十二经脉除络属同一脏腑外，双侧在正中部位都还有循行，有的经脉多次循行正中不同部位，亦即左右经脉循行同一部位，加强了左右经脉的联系和经气贯通，如左右手太阴经同起于中焦、还循胃口、上膈、从肺系出；左右手阳明经出于柱骨之会上、下膈；左右足阳明经起于胃口；左右足太阴经上膈、夹咽、连舌本、散舌下、从胃别上膈、注心中；左右手少阴经下膈、从心系上夹咽、复从心系却上肺；左右手太阳经循咽、下膈、抵胃；左右足太阳经夹脊抵腰中、入循膂；左右足少阴经上贯肝膈、入肺中、循喉咙、夹舌本、从肺出络心、注胸中；左右手厥阴经起于胸中、下膈，左右手少阳经布膻中、下膈、从膻中上出缺盆，左右足少阳经下胸中、贯膈；左右足厥阴经入毛中、过阴器、夹胃、上贯膈、循喉咙之后、上入颃颡、与督脉会于巅、从肝别贯膈、上注肺等。

3. 经脉左右交叉循行

经脉在循行过程中，也存在左右交叉，如手阳明经左右交叉于人中，左侧走到右侧，右侧走到左侧，加强了手阳明经左右的沟通、联络；足阳明经夹口环唇，下交承浆，加强了足阳明经左右的沟通、联络；足厥阴经环唇内，加强了足厥阴经左右的沟通、联络。

4. 共交于任督脉

左右十二经脉在任、督脉多个穴位交会，既说明经脉与任、督二脉的关系，也说明左右经脉于此交会贯通，加强了经脉左右的沟通、联系。如左右足厥阴经交会曲骨，左右足三阴经交会中极、关元，左右冲脉、足少阴经交会阴交，左右足太阴经交会下脘，左右手太阳经、足阳明经交会中脘、上脘，左右足太阴经、足少阴经、手太阳经、手少阳经交会膻中，左右足阳明经交会承浆等，均为任脉交会穴。督脉穴位如左右足少阴经、足少阳经交会长强，左右足太阳经交会陶道、脑户、百会，左右手足三阳经交会大椎，左右阳维脉交会哑门、风府，左右足太阳、阳明经交会神庭，左右手足阳明交会水沟等，均为督脉交会穴。

5. 带脉的环绕

带脉循行腰部，环腰一周，过十四椎，有约束诸脉的作用。带脉加强了左右足三阴、三阳经脉的联系，《灵枢·经别第十一》曰："足少阴之正，至腘中，别走太阳而合，上至肾，当十四椎，出属带脉。"

总之，由于左右经脉的多层次联系，左右经脉相连、相通，外邪侵袭或内生邪气，邪气在经脉中左右流行传播，出现症状在左而病邪在右，症状在右而病邪在左，针刺应选病邪聚集主要一侧，即对侧，这就是经脉巨刺法的原理所在，《素问·缪刺论第六十三》曰："邪客于经，左盛则右病，右盛则左病，亦有移易者，左痛未已而右脉先病，如此者，必巨刺之。"《素问·调经论第六十二》曰："痛在于左而右脉病者，巨刺之。"

（二）经筋的左右联系

经筋为经脉的附属，是人体的动力系统，决定着机体的运动方向以及力的大小、范围、频率，虽然经筋及经筋之气不在脏腑交通，但也存在力的平衡和左右经筋的交会、协调，表现为左右经筋交会于脊、维筋相交、左右经筋力的协调等，是左右经筋相互联系和以痛为输选取对侧同名经筋对应部位的理论依据。

1. 经筋通过正中部位脊的联系

脊柱是人体的中轴，左右经筋汇聚、附着之处，如左右足太阳经筋沿脊柱两侧上行至颈项；左右足少阳经筋结聚在尾骶部；左右足阳明经筋向上沿胁肋部络属于脊柱；左右足太阴经筋行于内侧的一支附着于脊柱两旁；左右足少阴经筋沿脊柱旁肌肉上行至项部，结聚于后枕部；左右手阳明经筋夹脊柱两侧。经筋通过脊柱部位的循行、分布，加强了与脊柱的联系，也加强了左右经筋的联系和协调。

2. 经筋的维筋相交

部分经筋循行时存在着左右相交，如足少阳经筋在眼、额部、巅顶左右相交，称为维筋相交，加强了左右足少阳经筋的联系；手阳明经筋左右络头，加强了左右手阳明经筋的联系。《灵枢·经筋第十三》曰："足少阳之筋……循耳后，上额角，交巅上……从左之右，右目不开，上过右角，并跻脉而行，左络于右，故伤左角，右足不用，命曰维筋相交……手阳明之筋……上左角，络头，下右颔。"虽然《内经》经筋篇只论述了足少阳经筋、手阳明经筋的维筋之交，其实其他经筋也存在着左右交叉经筋之气的相通，相互间针刺也有治疗作用。

3. 左右经筋力的协调

经筋是人体的动力系统，人体的运动靠经筋的舒缩、屈伸、旋转等完成。运动是有方向的，人体最多的运动是走跑，为了保持肌肉的协调、平衡，下肢的走跑带动上肢的摆动，上肢的摆动与对侧下肢的行走方向相同，与同侧下肢、对侧上肢走向相反，力的方向也是经筋运动方向、经筋之气的运行方向，经筋同向相感、相应，对侧同名对应部位针刺对经筋异常之气具有调节作用。

（三）络脉的左右上下联系

络脉为经络系统的细微、末梢结构，数量极多，分布极广，网络全身、无处不到，以横行为主，《灵枢·脉度第十七》曰："经脉为里，支而横者为络。"随经脉、经筋、分肉、脏腑等横行，左右交会、交通，奇邪等外邪侵袭，左注右，右注左，上下左右流溢、流注，也是络脉病取对侧缪刺法的理论依据。《素问·缪刺论第六十三》曰："今邪客于皮毛，入舍于孙络，留而不去，闭塞不通，不得入于经，流溢于大络而生奇病也。夫邪客大络者，左注右，右注左，上下左右，与经相干，而布于四末，其气无常处，不入于经俞，命曰缪刺。"

1. 络脉自身的横行、横向联系

经脉为经络系统的主干，以纵向循行为主，虽然是经络主干，但循行面积较小、沟通渠道窄。络脉为经络系统的分支，包括别络、大络、孙络、浮络、血络等，以横向循行为主，络脉横行、横向联系是络脉的主体和主要功能，络脉无处不到，相互间及左右存在广泛联系，也可以认为经络呈网格化循行，大的纵行为经脉，横行及纵行不到之处为络脉，络脉横向联系为主，奇邪（留于大络的邪气）等外邪侵袭络脉，所以出现左右上下流溢，左病取右，右病取左。

络脉末梢分布较为密集、发达，尤其是孙络，相当于西医的微循环系统，不但分布在体表，而且深入器官、组织内部，奇邪等外邪侵袭主要流溢于四末，也流溢于器官、组织内部的细微结构。所以络脉病证缪刺治疗多取对侧四末络穴、血络，不但治疗体表疼痛病证，还治疗内科及五官病证等。

络脉横行、横向联系的特点，对于位于经脉循行部位之外的病证，选取两经之间相对应部位的络穴针刺具有重要意义。因为许多病证并不恰好在经脉循行线上，但所有病证都在络脉循行部位上，选取络脉同名对应部位络穴是许多病证选取相对应"阿是穴"的理论依据，适用于所有病痛部位的治疗。

2. 络脉随经脉、经筋、分肉、脏腑的横行、交叉循行与联系

络脉为经脉的分支，以横行、横向联系为特点，也存在着交叉循行、交叉联系，随经脉、奇经八脉、经筋、分肉、脏腑等横行、交叉，体现了络脉与机体各个部位、组织等的广泛联系。

（1）络脉随经脉横行、横向联系　络脉为经脉的分支，随着经脉循行，是

络脉横行的主体。经脉所过，络脉所及，经脉不到，络脉亦及，外邪顺大络流溢十二络脉各部。

（2）络脉随奇经八脉横行、交叉循行与联系　络脉也随奇经八脉横行、横向联系，外邪侵袭随奇经八脉络脉左右、上下流溢。如奇邪侵袭足阳跻之络，出现目痛，从内眦开始，针刺取对侧申脉，《素问·缪刺论第六十三》曰："邪客于足阳跻之脉，令人目痛，从内眦始，刺外踝之下半寸所，各二痏。左刺右，右刺左。"

（3）络脉随经筋横行、交叉循行与联系　经筋是经脉循行部位上分布于筋肉系统者，由于足三阳、足太阴、手阳明左右经筋与脊柱之筋相连、足少阳经筋维筋相交等，双侧经筋有紧密联系，大络也随经筋横行分布、交叉分布，奇邪侵袭络脉也随经筋左右流溢，如奇邪侵入足太阴的络脉，顺足太阴经筋中的大络左右、上下流溢于胸腹、腰胁、脊，使人腰痛连及少腹，牵引至胁下，不能挺胸呼吸等，《灵枢·经筋第十三》曰："足太阴之筋……循腹里，结于肋，散于胸中，其内者，着于脊。"《素问·缪刺论第六十三》曰："邪客于足太阴之络，令人腰痛，引少腹控眇，不可以仰息。"

（4）络脉随分肉横行、交叉循行与联系　分肉为肌肉之间，也称分间，肌肉多纵行为主，分肉也多纵行为主，分肉的络脉横行加强了左右分肉的联系，奇邪等外邪痹阻分肉，形成分肉疼痛等病证，则针刺分肉间络脉，如《素问·缪刺论第六十三》曰："凡痹往来，行无常处者，在分肉间痛而刺之……左刺右，右刺左。"

（5）络脉通过脏腑横行、交叉循行与联系　左右络脉深入、交会于脏腑，通过脏腑，左右络脉相互交通、相连，外邪侵袭，在脏腑络脉中左右、上下流溢，出现脏腑功能失调的症状，故采用缪刺治疗内科病，如足少阴经络心、注胸中，奇邪侵袭足少阴络脉，出现卒心痛、暴胀、胸胁支满；或奇邪侵袭五脏，在五脏之间左右、上下流溢，出现五脏功能失调症状和脉引而痛、时来时止。《素问·缪刺论第六十三》曰："邪客于足少阴之络，令人卒心痛暴胀，胸胁支满无积者，刺然骨之前出血，如食顷而已；不已，左取右，右取左……邪客于五脏之间，其病也，脉引而痛，时来时止。"

第二节 机体的倾移失衡

人体经络气血有纵行、横行、交叉等广泛生理联系，也会出现结构、经络、气血、邪气倾移等病理性改变。

《说文解字》曰："倾，仄也。从人从顷，顷亦声。"人歪头即为倾，偏侧倾斜的意思。对人体而言，指机体、经络、气血偏离，出现左右侧倾、偏移等。倾移是机体病机之一，《灵枢·病传第四十二》曰："今余已闻阴阳之要，虚实之理，倾移之过，可治之属。"

机体左右上下倾移是机体结构、阴阳、经络、气血偏盛偏衰的必要条件，机体倾移代偿状态下不会发病，失于代偿则产生临床症状。先天发育、邪气侵袭、损伤等是倾移的病因，经络、营卫、气血、阴阳失调等是倾移的病机，最后出现偏盛偏衰的临床症状，为经络及气血、邪气运行、机体形态的综合改变。临床上机体倾移的病理变化不是偶发，而是普遍存在。针对倾移的针刺补泻方法则是以对侧同名经相同，同侧同名经及对侧本经相反为原则，由于泻实调节疗效快于补虚，针刺治疗以泻实为主，对侧同名经首选。机体倾移也是黄帝内经对应经穴针刺法的理论依据之一。

一、形体的倾移失衡

正常情况下，人体生长发育基本是左右均衡的，但这种均衡并非绝对，实际上，人体左右生长、发育或多或少有些差异，存在着左侧或右侧优势，随着工作、生活时间的长久，这种不平衡会更加明显，出现不同程度的倾移，临床查体可见双腿不等长、双肩不等高、双耳不等高等，还有双髋不等高，出现腰臀倾移、走路摇摆，甚至出现双上下肢的内外旋、四肢不等粗、不等温等。机体倾移是个相互影响的过程，下肢的倾移会引起脊椎代偿性反方向倾移；下部椎体的倾移会引起上部椎体代偿性反方向倾移；膝关节内翻，会引起踝关节代偿性外翻；膝关节屈曲、伸不直，会引起踝关节代偿性前屈，等等。倾移是机体三维空间的改变，不但有左右，还有前后、上下。不但有肉眼可见的形体倾移，更有内部经络气血的左右、前后运行和上下升降倾移，《素问·离合真邪第二十七》曰："经言气之盛衰，左右倾移……此皆荣卫之倾移，虚实之所生，非邪气从外入于经也。"《灵枢·本脏第四十七》："心偏倾则操持不一，无守司也……肺偏倾则胸偏痛也……肝偏倾则胁下痛也……脾偏倾则善满善胀也……肾偏倾则苦腰尻痛也……髑骬倚一方者，心偏倾也……胁偏疏者，肺偏倾也……胁骨偏举者，肝偏倾也……唇偏举者，脾偏倾也……耳偏高者，肾偏倾也。"

二、邪气的倾移失衡

机体倾移，机体中的经络也随之倾移，邪气在经络中传变肯定也有倾移，邪气既有外感，也有内生、外伤、劳损等，病邪的传变不单是从表入里、由外向内、由浅入深的本经纵向传变，还有左右经络横行传变，上下左右的同名经络交叉传播、倾移，这种传变既可能在经脉，也可能在络脉、经筋等。《灵枢·邪气脏腑病形第四》曰："阴之与阳也，异名同类，上下相会，经络之相贯，如环无端。邪之中人，或中于阴，或中于阳，上下左右，无有恒常。"

（一）邪气在经脉的左右上下流行倾移，失于平衡

邪气在经脉的左右传播、倾移，失于平衡，《内经》有明确的论述，邪气侵袭经脉症状在邪气盛、脉搏改变的对侧，针刺病痛的对侧，而且有巨刺等具体的针刺方法，巨刺诊断是靠脉诊，判断正邪虚实寒热，《灵枢·经脉第十》"雷公曰：何以知经脉之与络脉异也？黄帝曰：经脉者，常不可见也，其虚实也，以气口知之。脉之见者，皆络脉也。""脉病"可诊断经脉正邪抗争、虚实、寒热及气血的运行状况，脉搏改变在右而症状在左，脉搏改变在左而症状在右，《素问·缪刺论第六十三》曰："邪客于经，左盛则右病，右盛则左病，亦有移易者，左痛未已而右脉先病，如此者，必巨刺之。必中其经，非络脉也。"《素问·调经论第六十二》曰："痛在于左而右脉病者，巨刺之。""移易"是邪气在左右经脉或同名经的移动改变、转移、调换。邪气在左右经脉流行取对侧本经对应穴位，是巨刺；邪气在左右、上下同名经流行取对侧同名经对应穴位，以"从阴引阳，从阳引阴，以左治右，以右治左"，也是巨刺，同时是

同名经对应经穴针刺法经脉部分。经脉的巨刺包括同名经对应经穴针刺法，《内经》只论述机理，没有举例，但因同名经对应经穴针刺法疗效优于对侧本经，临床运用远多于本经，而且多无须脉诊，利于学习和推广。如一男性46岁患者，感寒后右外踝后出凉气，辨为足太阳经感受寒邪，取同名手太阳经对应左侧腕骨压痛点针刺，凉气逐渐减轻，30分钟后症状消失。

（二）邪气在络脉的左右、上下流注倾移，失于平衡

1. 邪气在络脉的左右、上下流注

络脉之气横向运行，奇邪侵袭络脉，传变方向主要是横向左右传变，主渠道，也随经脉纵向传变、交叉传变，病邪在一侧，症状出现另一侧，针刺对侧络穴、血络为缪刺。《素问·缪刺论第六十三》曰："今邪客于皮毛，入舍于孙络，留而不去，闭塞不通，不得入于经，流溢于大络而生奇病也。夫邪客大络者，左注右，右注左，上下左右，与经相干，而布于四末，其气无常处，不入于经俞，命曰缪刺。"缪刺既包括本络脉对侧针刺，也包括同名络脉对应络穴针刺。

2. 邪气在络脉的左右、上下倾移

络脉邪气的左右、上下倾移传变，在同名络脉等传变，出现对侧同名络脉病证，需要同名络脉对应络穴针刺，如手足太阳或少阴经为同名经，奇邪侵袭手太阳或少阴络脉，手太阳或少阴腕部络脉闭塞不通而出现腕部疼痛不得屈，奇邪顺大络左右上下流溢、倾移于足太阳或少阴络脉，出现足太阳或少阴络脉郁滞，对应部位踝后昆仑或太溪压痛，则针刺踝后压痛的昆仑或太溪。《内经》的缪刺论篇虽然只此一条，但举一反三，对临床各部位、各条络脉具有普遍指导意义。选择同名络脉的对应络穴，病因可以是外邪侵袭络脉，更多的是外伤、劳损、情志、病理损伤等致络脉内生邪气。

邪气在手足同名络脉左右、上下流溢、倾移，也可手、足同名络穴同时针刺，祛邪更为迅速，临床多选取井穴，井穴是同名对应针刺法在络脉的特殊类型，如邪气在手足少阳络脉流溢、倾移，出现耳聋，或邪气在手足阳明络脉流溢、倾移，出现耳鸣，应手足同名井穴同取。《灵枢·厥病第二十四》曰："耳聋，取手小指次指爪甲上与肉交者，先取手，后取足。耳鸣，取手中指爪甲上，左取右，右取左，先取手，后取足。"再如奇邪同时侵袭手足阳明络脉，在手足阳明大络中左右、上下流溢倾移，出现齿唇寒冷疼痛，同时针刺手足阳

明同名络脉井穴。《素问·缪刺论第六十三》曰："缪传引上齿，齿唇寒痛，视其手背脉血者去之，足阳明中指爪甲上一痏，手大指次指爪甲上各一痏。"临床多分别选取手足同名对侧的井穴，加取腕踝等部络穴、血络，疗效更好。

（三）经筋的拘急倾移，失于平衡

人体正常的活动需要左右两侧经筋柔刚相济，协调配合，才能舒缩、屈伸有序。如果因发育、外伤、劳损、受凉等导致经筋舒缩、屈伸失常，则两侧肌肉力量倾移、失衡。一侧经筋的紧张、挛缩等病变，机体向此侧倾移，经筋、力的左右倾移日久导致机体对侧上或下形态倾移。同时经筋的倾移，会拉动机体经脉、络脉的倾移和邪气传播的倾移。针刺要考虑经筋、力的左右倾移，选择对侧同名经筋阳性反应点调节经筋的紧张、挛缩等异常，恢复力、经筋的左右倾移和动态平衡。临床多用于经筋受凉、劳损所致的肢体疼痛。

三、气血运行的倾移失衡

正常人体气血相对均衡地运行于左右两侧，如果营卫之气倾移，气血运行不均衡，出现偏强偏弱，日久则产生偏盛偏衰的虚实证候。实际上受发育和日常生活习惯的影响，人体左右两侧会不同程度地出现气血倾移，气血偏强偏弱、偏盛偏衰，年龄越大越明显，临床应注意检查两侧的差异，《素问·离合真邪第二十七》曰："察其左右上下相失及相减者。"

人体经络气血、营卫等出现左右、上下的倾移，失于协调，则运行失常，产生对侧病证，是同名经对应经穴针刺法调整内部经络气血变化的机理，《内经》有明确论述，如经气、营卫倾移，针刺"以上调下，以左调右"，针刺对侧手足的荥穴、输穴，为临床选穴、用穴指明了原则、方向。《素问·离合真邪第二十七》曰："经言气之盛衰，左右倾移，以上调下，以左调右，有余不足，补泻于荥输……此皆荣卫之倾移，虚实之所生。"现在荥输补泻多为针刺肘膝及以下的五输穴、阿是穴。

四、阴阳盛衰的倾移失衡

阴阳倾移是对经络、气血、营卫、邪气等倾移的概括。人体就左右而言，左为阳，右为阴；就上下而言，手经为阳，足经为阴，所以对侧同名经络左右、上下分阴阳，出现阴阳相倾、偏盛偏衰。就卫气营血而言，气为阳，血为阴；卫为阳，营为阴，邪气侵袭或经络气血瘀滞，出现气血、营卫的偏盛偏衰、倾移，进而出现阴阳相倾，失于平衡。《素问·调经论第六十二》曰："血气以并，病形以成，阴阳相倾。"

因此，黄帝内经对应经穴针刺法的病理特征是邪气的左右、上下传播、流溢、流注、倾移，左右偏盛偏衰，左胜则右病，右胜则左病，阳胜则阴病、阴胜则阳病。当然，倾移也有表里经、对侧同种经络等参与，表里经、左右同种经络也分阴阳，针刺有表里经脉一盛、二盛、三盛的表里经腧穴同取以及左右同种经络的巨刺、缪刺取对侧同种经络腧穴、络穴等，也有疗效，但效果多低于取同名经对应经穴。

第三节 同名经的相互关系

经络除有纵行、横行、交叉联系外，还具有同构、同气、同性、同向、同频、同盛衰等的内部联系规律性，体现了同名经络的共同特点，是生理、病理变化的基础和条件，也是黄帝内经对应经穴针刺法的理论依据。

“同”即相同，指性质、特点等相一致或相似。“求”为设法得到，亦指相互吸引或聚合。“相求”反映了作用、性能的相似性、趋向性、相关性、亲和性，转化发展过程中的协调一致性，为亲和召感、互补顺应、协调一致的联系、作用。

一、同构相求

（一）同构的含义

构即构造、结构。同构是相同、相似、相近的结构。

手足同名经虽然在四肢的位置不同，但具有相似的路线和结构（表 1-1）。如手、足太阴经位居上、下肢内侧前缘、胸腹，手、足厥阴经位居上、下肢内侧中间，手、足少阴经位居上、下肢内侧后缘，手、足太阳经位居上、下肢后缘、背、腰臀，手、足少阳经位居上、下肢外侧中间、肩胛、臀部，手、足阳明经位居上、下肢外侧前缘，此为同构的主体。

同构还包括腕掌指关节、踝跖趾关节相似或相应的结构，腕骨对应跗骨，第 1～5 掌骨对应第 1～5 跖骨，第 1～5 指对应第 1～5 趾，是特殊部位同构的补充。

（二）同构相求

同名经有相同或相似的结构，其不但有经脉，还有经筋、络脉、皮部及内部营卫气血等。结构决定功能，因此其功能也相似、相近，同构相求即针刺同名经对应结构相同或相似的经穴，具有较好的效果。

手足腕骨与跗骨、掌骨与跖骨、指与趾有相似、相近的结构，其相感、相应，相互间有治疗作用。

二、同气相求

（一）同气的含义

《说文解字》曰："气，云气也。象形。凡气之属皆从气。"气的本义是云气，像云气升腾、萦绕之意。云气充满于空间，无处不到，有质而无形，扩散速度快，分布较为均匀。气的有质而无形、扩散速度快，是针刺快速调节的物质基础。

1. 同名经阴阳之气相同

手足同名经包括经脉、络脉、经筋，其经气生理作用、病理变化的阴阳属性、程度均相同（表 1-1），是同名经最主要、最基础的同气，也是《伤寒论》六经辨证的理论依据。

表 1-1　同名经络位置、阴阳、气血、性质、运动运行方向、频率、盛衰等情况

项目	位置	阴阳程度	气血多少	特性	皮部浮络	运动、运行方向	频率	盛衰
手太阴经 足太阴经	上下肢内侧前缘	阴中之阴	多血少气	开	上下同法	对侧同名经相同，同侧同名经相反	相同	对侧同名经同盛同衰，同侧同名经盛衰相反
手少阴经 足少阴经	上下肢内侧后缘	阴中之少阴	多血少气	枢				
手厥阴经 足厥阴经	上下肢内侧中间	阴之绝阴	多气少血	阖				
手阳明经 足阳明经	上下肢外侧前缘	阴中之绝阳	多血多气	阖				
手少阳经 足少阳经	上下肢外侧中间	阴中之少阳	多气少血	枢				
手太阳经 足太阳经	上下肢后侧	阴中之阳	多血少气	开				

（1）手足太阴　太阴为三阴，手足太阴阴阳之气程度相同，三阴经中阴气最多，深度在三阴中最浅，位居阴经最表层。

（2）手足少阴　少阴为二阴，手足少阴阴阳之气程度相同，三阴经中阴气的多少居于太阴、厥阴之间，深度介于太阴、厥阴之间。

（3）手足厥阴　厥阴为一阴，手足厥阴阴阳之气程度相同，三阴经中阴气最少，深度在三阴中最深、位居阴经最内层。

（4）手足阳明　阳明为二阳，手足阳明阴阳之气程度相同，三阳经中阳气最多，深度为太阳、少阳之间。

（5）手足少阳　少阳为一阳，手足少阳阴阳之气程度相同，三阳经中阳气居于阳明、太阳之间，深度为三阳最里。

（6）手足太阳　太阳为三阳，手足太阳阴阳之气程度相同，三阳经中阳气最少，深度为三阳之表，人体最外层、最浅。

2. 同名经气血多少相同

阴阳六经气血多少各不相同，但手足同名经气血分布一致（表1-1），一般情况下手足太阳常多血少气，手足少阳常多气少血，手足阳明常多血多气，手足厥阴常多气少血，手足少阴常多血少气，手足太阴常多血少气，《灵枢·五音五味第六十五》曰："夫人之常数，太阳常多血少气，少阳常多气少血，阳明常多血多气，厥阴常多气少血，少阴常多血少气，太阴常多血少气。此天之常数也。"生理情况、病理情况多是如此。

针刺治疗也要根据同名六经气血的多少分别给予调理气血，同名经用同样的刺法调节，多血或多气血者宜多出血，多气少血者宜少出血、多出气。所以太阳、少阴、阳明、太阴宜多出血，可多点刺络穴、血络出血；厥阴、少阳宜少出血、多出气，多直刺、斜刺，点刺穴位、血络出血宜轻，少出血。

（二）同气相求

"同气相求"出自《周易·乾》："同声相应，同气相求。水流湿，火就燥，云从龙，风从虎。圣人作而万物睹。"同气相求指同气的事物有相同的共性，相互感应，相互间针刺直趋同气之处，有较好的调节作用。《扁鹊镜经》曰："故同气相离而不散，异气相合而不聚，开阖枢持而相交，上下盈虚而相使，六经八舍皆相司焉。""同气相求"有阴阳同气相求、气血同气相求。

1. 阴阳同气相求

阴阳同气相求即是左右上下同名经络阴阳同气，其阴阳之气的程度、深浅、感染邪气的性质相同或相似，病证多相似，相互感知、感应，针刺选取对侧同名经脉对应穴位进行调节。

2. 气血同气相求

同名经虽然位居上下肢，但其气血多少之性完全相同，因此同名经针刺方法、方式相同，出气血多少相同，相互感应，在相同气血中求同气以提高针刺效果。

三、同性相求

性，本义是指人或事物的本身所具有的能力、作用，也指事物的性质、性能。《说文解字》云："人之阳气性善者也。"《广雅》："性，质也。"

同名经性质、特性相同，《内经》用门的开阖运动生动浅显地解释六经的生理功能特性，三阳则太阳为开、阳明为阖、少阳为枢，三阴则太阴为开、厥阴为阖、少阴为枢（表 1-1），《素问·阴阳离合论第六》曰："是故三阳之离合也，太阳为开，阳明为阖，少阳为枢……是故三阴之离合也，太阴为开，厥阴为阖，少阴为枢。"开、阖、枢是同名阴阳六经之气出入离合特点、规律的形象概括，其特性相同，皮部、浮络特性也相同，故《内经》放在一起论述，同名经络之气特性相同，其气相通、相感、相应。

（一）同性的含义

同性即相同的作用、性质、性能、特性。

1. 手足太阴其性为开

手足太阴位居阴经最表层，有开放的作用，其性为开，《灵枢·根结第五》曰："太阴为开。"手足太阴皮部、浮络称为"关蛰"，关是固卫之意，《说文解字》曰："蛰，藏也。"蛰即闭藏。太阴约束闭藏的阴气，而不致外泄，《素问·皮部论第五十六》曰："太阴之阴，名曰关蛰，上下同法，视其部中有浮络者，皆太阴之络也。"

2. 手足少阴其性为枢

手足少阴介于太阴、厥阴之间，有转枢三阴经脉气机的作用，少阴经络是三阴之枢纽，其性为枢，《灵枢·根结第五》曰："少阴为枢。"手足少阴皮部、浮络称为"枢儒"，即门窗的轴和木格《说文解字》曰："儒，柔软。"《素问·皮部论第五十六》曰："少阴之阴，名曰枢儒，上下同法，视其部中有浮络者，皆少阴之络也。"

3. 手足厥阴其性为阖

手足厥阴为三阴之里，有闭合收敛的作用，其性为阖，《灵枢·根结第五》曰："厥明为阖。"手足厥阴皮部、浮络称为"害肩"，"害"通"阖"，《素问·皮部论第五十六》曰："心主之阴，名曰害肩，上下同法，视其部中有浮络者，皆心主之络也。"

4. 手足阳明其性为阖

手足阳明有闭合的作用，故为阖，《灵枢·根结第五》曰："阳明为阖。"手足阳明皮部、浮络称为"害蜚"，害通阖，蜚通扉，指门，即关门，《素问·皮部论第五十六》曰："阳明之阳，名曰害蜚，上下同法，视其部中有浮络者，皆阳明之络也。"

5. 手足太阳其性为开

手足太阳有开放的作用，与体外联系，其性为开，《灵枢·根结第五》曰："太阳为开。"手足太阳皮部、浮络称为"关枢"，关是固卫之意，太阳是三阳之开，能护卫体表，约束少阳枢转出入之机，《素问·皮部论第五十六》曰："太阳之阳，名曰关枢，上下同法，视其部中有浮络者，皆太阳之络也。"

6. 手足少阳其性为枢

手足少阳转输内外，其性为枢，《灵枢·根结第五》曰："少阳为枢。"手足少阳皮部、浮络称为"枢持"，枢即门轴，持即主持，少阳主持转枢出入之机，《素问·皮部论第五十六》曰："少阳之阳，名曰枢持，上下同法，视其部中有浮络者，皆少阳之络也。"

（二）同性相求

手足太阳、少阳、阳明、太阴、少阴、厥阴的特性相同，即手足太阳同为开，手足阳明同为阖，手足少阳同为枢，手足太阴同为开，手足厥阴同为阖，手足少阴同为枢，同名经特点、性质相同，邪气的性质也相同，同名经针刺同性相求、相感、相应，互有治疗作用。

根据阴阳同性，将十二经合并成三阴三阳六经，《内经》皮部论篇将皮部、浮络并在一起，汉代医圣张仲景将同名经合并在一起，发明了太阳、少阳、阳明、太阴、少阴、厥阴六经辨证，也是求的同性。

四、同向相求

经脉、络脉、经筋除纵行、横行、交叉运行外，还有机体的前后运动，使其具有立体结构，且人体的运动方向主要是前后，经络、气血的前后运行也有着重要的作用，体现了运动的力量和方向与经络、气血之间的密切关系。生理情况下，经络为气血运输网，各部分之间的联络网；病理情况下，经络是外感、内生邪气传播网，经气的同向对经络之气的运行、调节有着重要的作用，力的“同向相求”是经络的立体调节、空间调节，也是未来研究经络尤其是经筋新的方向。

（一）同向的含义

人体为一个有机整体，各部位密切协调、配合，使人体的活动处于动态平衡状态，或趋于动态平衡，以保持人体稳定。同名经的同向既包括前后，也包括上下、左右，是立体的同向。

1. 对侧上下肢同向

人体走、跑等活动方向的规律是同侧上肢、下肢相反，对侧上肢、下肢相同，即对侧上下肢同名经络同向且“频道”相同，同侧上下肢同名经络前后相反（表1-1）。

2. 经气运行同向

同向运动，从外部来说指对侧上、下肢同起同落，方向、频率、幅度相同、力度基本相同；从内部来说指气血的运动方向前后、上下、左右相同，经络之气流向、频率、幅度相同，其气相同。因此对侧上下肢同名经络相互感应，病理情况下多有压痛等阳性反应，这是同名经各部位都有调节作用的依据；进一步说，对侧上下肢同名经相对应部位是精确度最高的经络之气流向、频率、幅度相同的部位，病理情况下压痛等阳性反应最明显，也是同名对应针刺最高效的穴位，如肩对髋的6条同名经对应部位、上臂对大腿的6条同名经对应部位、膝对肘的6条同名经对应部位、前臂对小腿的6条同名经对应部位、腕对踝的6条同名经对应部位、掌对跖的6条同名经对应部位等。

同名表里经络虽然同向，但由于经气不同，位置不同，方向有偏差，虽然有调节作用，但效率低。如右膝关节疼痛，髌骨外下有压痛，辨为足阳明经病，当针刺左侧同名手阳明经曲池，针刺后疼痛明显减轻；改为针刺左侧手太阴经尺泽，则没有曲池效果好。

（二）同向相求

同向相求是指运动方向相同的同名经对应部位其气血运行同向，“步调”一致，针刺治疗即“相求”，产生相感、相应，具有最好的调节作用和效果。“同向相求”包括经脉“同向相求”、络脉“同向相求”、经筋“同向相求”，以经脉“同向相求”为主体，以络脉“同向相求”最为广泛，以经筋“同向相求”为主导。

1. 经脉“同向相求”

经脉是经络系统的主体，经脉病证也是经络病证的主体，经脉有清晰的循行路线，根据病痛部位选择对侧同名经对应穴位，即同向运行之处，通过针刺使相应经脉相感、相应，获得治疗效果。如膝关节疼痛，在对侧肘关节同名经脉对应穴位往往有压痛等阳性反应，针刺多有立竿见影的效果，此为多数针灸医师所熟知。

2. 络脉“同向相求”

络脉为经脉分支，无处不到，分布最广，是对经脉的补充，许多病证或许不在经脉循行线上，但都在络脉循行部位，络脉“同向相求”适于机体任何部位，虽然是经脉的附属，但临床运用最多、最广。根据病痛部位选择对侧同名络脉对应络穴，甚至是没有络穴名称的对应部位，通过针刺使相应络脉、络穴相感、相应，产生治疗效果。《素问·缪刺论第六十三》曰：“夫邪客大络者，左注右，右注左，上下左右，与经相干，而布于四末，其气无常处，不入于经俞，命曰缪刺。”如拇指指间关节内侧疼痛，诊为手太阴络脉病，对侧足太阴络脉足大趾趾间关节内侧有压痛，给予针刺，拇指指间关节内侧疼痛多当即明显减轻。

3. 经筋“同向相求”

经筋是人体筋肉系统，决定着肢体运动方向、幅度，也决定着经脉、络脉之气的速度、大小和方向，与运动系统损伤性疾病关系最紧密，也是经筋越来越受到重视的原因。“同向相求”在经筋系统也可以认为是“同力相求”，对侧同名经筋对应同向、同力部位，也是经筋的以痛为输，针刺相感、相应，有较好的调节作用和效果，用于外伤、劳损疾病，如肱骨外上髁炎，对侧股骨外上髁等处多有压痛等阳性反应，给予针刺，肘部疼痛多随即减轻。

经筋影响经脉、络脉走向，对经脉、络脉病证也有不同程度的调节作用。

五、同频相求

（一）同频的含义

频指屡次、连次、频率，是在一定时间或范围内事物重复、连续出现的次数。

祝华英道长“胎息”状态下运行，反映了人体经气循行的内部规律性，无论正向、反向对侧同名经同起同止、整体运行、运行比例完全一致，频率完全相同（表 1-1），不但表现为同名经整条经络的同频，而且表现为同名经每个对应部位的同频、对应部位之外的次级同频，不但是关节，而且包括关节外，如同名经、同构的腕与踝、前臂与小腿、肘与膝、上臂与大腿、肩与髋、掌与跖、指与趾等。

（二）同频相求

同频不但是生理状态的同频，也是病理状态的同频，经络等病变，其同频的同名经、同构对应穴位同步出现感应，有压痛等阳性反应，而且是反应最敏感点，推测也是各种邪气传播、聚集、凝滞的“同频点”“等频点”，是针刺治疗选择的最佳点，充分体现了“故善用针者，从阴引阳，从阳引阴，以左治右，以右治左……阳病治阴，阴病治阳”的治法正确，同频相求，首取其同名经、同构对应阳性同频点针刺等治疗，相互感应，通常数秒即可产生疗效，病变部位症状多有明显减轻，甚至消失。

对应穴位之外的同名经阳性反应点为次级同频点，重症、久病患者，可分次加取多个次级同频点针刺，疗效可进一步增强。

同频与同向的对应部位有重叠之处，都是对经络之气运行的生理、病理反应，同向主要是前后等运动的反应，是随着运动产生的。同频是经络之气顺经络正反上下、左右运行、流行反应，是不随运动产生的，现实生活中二者同时存在，反应点多重叠，从不同方面佐证了对应阳性经穴客观存在的内部规律性。

六、同盛衰相求

（一）阴阳盛衰

生理状态阴阳是相对平衡的，病理状态阴阳失于平衡，出现偏盛偏衰，相对而言左盛则右虚、右盛则左虚，上盛则下虚、下盛则上虚。就经络来说左右同经左经盛则右经虚、右经盛则左经虚；同侧同名经上盛则下虚、下盛则上虚；对侧同名经则是同盛同虚，正好相同。

（二）同盛衰相求

经脉病变如左右同经，左经盛则右经虚、右经盛则左经虚，疾病性质相反，则针刺补泻相反。同侧同名经手经盛则足经虚、足经盛则手经虚，疾病性质相反，则针刺补泻相反。对侧同名经同盛同虚，表现为在上者右甚，在下者左甚，疾病性质相同，可见同名经对应部位不但同频，而且同盛衰，性质、程度完全相同，同盛衰相求，相互感知、感应，针刺补泻方法相同，同补同泻，也就是选取同名经同盛衰的对应部位。

综上所述，对侧同名经既在经脉小循环范围内，又具备同构相求、阴阳同气相求、气血同气相求、同性相求、同向相求、同频相求、同盛衰相求等特性，是同名经对应经穴针刺法相互选取的物质基础和理论依据，为最佳选择。对侧本经虽然在小循环范围内，又具备同构相求、阴阳同气相求、气血同气相求、同性相求，但不具备同向相求、同频相求、同盛衰相求；同侧同名经虽然在小循行范围内，具备同构相求、阴阳同气相求、气血同气相求、同性相求，但不具备同向相求、同频相求、同盛衰相求，均不是好的选取方案（表 1-2）。

表 1-2 小循环内左右本经、同名经结构、阴阳、气血、性质、运动、频率、盛衰等对比情况

项目	结构	阴阳程度	气血多少	特性	运动运行方向	频率	盛衰
对侧本经	相同	相同	相同	相同	相反	相反	相反
对侧同名经	基本相同	相同	相同	相同	相同	相同	相同
同侧同名经	基本相同	相同	相同	相同	相反	相反	相反

通过临床观察发现，同名经对应经穴针刺法治疗各种病证，往往能取得最好疗效，其他经络关系虽然也有治疗作用，但疗效相对有差距，不在本书讨论之列。如一位踝关节损伤的 50 岁男性患者，多次手法治疗均效果不明显，给予腕部同名经对应压痛点手指按压约 10 分钟后症状消失。数月后其朋友同样踝痛，介绍来诊，针刺腕部同名经压痛点 1 次，踝痛消失。

第二章 黄帝内经对应经穴针刺法的作用

黄帝内经对应经穴针刺法针刺对侧同名经对应穴位，见效快、疗效好，是《内经》取穴和针刺方法的精髓，是可复制的刺法，具有很强的实用性，同名经对应经穴针刺法具有祛除邪气、调节气血、调和应力、疏通经络、平衡左右、恢复倾移等多重作用，对机体具有快捷、高效的调节作用。

营气一昼夜循行体内五十周，循行一周的时间大约是28分48秒，此为经络大循环循行一周的时间（即《灵枢》所说“气行五十营于身，水下百刻”），而经脉小循环的循行路径小于大循环的1/3，即同名经气血的调节时间少于9分36秒，阳经直接相连，调节时间只有同名经气血调节时间的一半。临床使用同名经对应经穴针刺法，快者针入即有疗效，可以数秒内产生效果，时间延长，疗效有所增加，远快于营气运行调节的速度。

一、调气

针刺有较快、较好的疗效，是调节无形之气的结果，针刺的关键是要得气，正如《灵枢·九针十二原第一》所言：“刺之要，气至而有效，效之信，若风之吹云，明乎若见苍天。”《灵枢·刺节真邪第七十五》曰：“用针之类，在于调气。”气即经络之气，包括真气、营气、卫气等，《素问·离合真邪第二十七》言：“真气者，经气也。”《灵枢·刺节真邪第七十五》言：“真气者，所受于天，与谷气并而充身者也。”针刺后疼痛等症状随即明显减轻，符合气尤其卫气的特性，卫气慓疾滑利，运行速度快，调节速度也快。《素问·痹论第四十三》曰：“卫者，水谷之悍气也，其气慓疾滑利，不能入于脉也。”《素问·调经论第六十二》言：“病在气，调之卫。”《灵枢·寿夭刚柔第六》言：“刺卫者出气。”除卫气外，针刺的疗效又有真气、营气等的参与，针刺过程中各种气都参与调节，产生复合、叠加作用。《灵枢·终始第九》曰：“凡刺之道，气调而止。”

同名经对应经穴针刺法的主要作用也是调气。之所以疗效迅速，其在小循环内的小范围调节也是原因之一，通过对侧同名对应经穴同构、同气、同性、同向、同频、同盛衰等之气聚集、凝滞、倾移的调节，释放邪气、疏通气滞、调畅气机、纠正气的倾移，与其他部位针刺相比具有明显优势。气的倾移恢复，经络阻滞得以疏通，则症状缓解、消失。如颈后部疼痛、俯仰不利，辨为足太阳经、督脉病，针刺其对侧同名经手太阳经五输穴之输穴后溪，症状多当即减轻。

二、调血

临床上气的病变影响血的运行，因此多兼有血的病变，也可单独有血的病变，经络、气血的倾移使经络瘀阻不通，同名经对应经穴针刺法调血虽没有调气迅速，但针刺时间长，有利于巩固和提高疗效。调血可以同名经穴位毫针直刺、斜刺，或同名络穴、血络点刺放血，《素问·调经论第六十二》言："病在脉，调之血；病在血，调之络。"《灵枢·寿夭刚柔第六》："刺营者出血。"外伤急性期肿胀等较快消退或治愈，是以调气为主；慢性期或伤处瘀紫者需多次针刺治疗，气血同调，以调血为主，当然调血的次数还与血瘀的程度、病人体质等因素有关。如外踝前下扭伤，属足少阳经病，直刺、斜刺同名手少阳经对侧腕部压痛点及阳池以调气，疼痛当即减轻，配合少阳经井穴关冲点刺放血，以祛除瘀血，踝痛进一步减轻，如果不在井穴放血而在阳池穴点刺放血，先调气后调血，踝痛同样可以减轻。

三、祛邪

手足同名经中的邪气性质相同，如太阴湿化，手太阴经易化生痰湿咳喘、足太阴经易化生脾湿泄泻；少阳火化，手少阳经易化生三焦相火，足少阳经易化生胆火；少阴热化，手足少阴经都易热化；太阳寒化，手足太阳经易感寒邪等等，性质相同的邪气在同名经脉、络脉中传播、聚集、凝滞、倾移，导致经络不通等，针刺同名经对应经穴更能祛除经脉、络脉中性质相同的邪气，恢复倾移，疏通经脉、络脉等，祛邪、通经更有针对性，使症状快速消除。如邪客于臂掌之间，针刺对侧踝后对应穴位，臂掌之间不可得屈的症状很快消除，《素问·缪刺论第六十三》曰："邪客于臂掌之间，不可得屈。刺其踝后，先以指按之痛，乃刺之，以月死生为数，月生一日一痏，二日二痏，十五日十五痏，十六日十四痏。"又如受凉后右侧肩胛部、上臂后侧冷痛的患者，属手太阳经病，左侧同名足太阳经昆仑、申脉穴压痛，给予针刺，祛除太阳寒邪，肩胛部、上臂后侧冷痛马上缓解。

四、恢复机体平衡

经筋为人体动力系统，经筋病证表现为机体结构、生物之力倾移、失衡，运动失调。病变处经筋紧张、拘急，机体向病变一侧倾移，牵拉、影响经脉、络脉、经筋，出现相应病证。或经脉、络脉病变，影响经筋，皆可出现人体的失衡、倾移，对应部位出现压痛等阳性反应。针刺对侧同名经同向、同力部位，同力相求、相感、相应，通过调节，可缓解经筋紧张、痉挛，恢复机体倾移。《素问·阴阳应象大论第五》曰："审其阴阳，以别柔刚，阳病治阴，阴病治阳。""柔刚"既可以指疾病的表现，也可以指人体的机能。对于经筋而言，刚是经筋收缩的特性，指筋性刚劲坚韧有力，产生牵拉的力量，有约束骨骼的功能，防止关节活动超出范围、幅度。柔是经筋舒张的特性，指筋具有柔软、柔和的特性，使关节灵活、灵敏、活动自如。要审察经筋是紧张、痉挛还是松弛、松软，可选取对侧拘急压痛等阳性筋结。如一女性患者，右肩背部拘急抽痛，辨为手少阳经筋病，取其同名足少阳经筋压痛点足临泣针刺，拘急抽痛感明显减轻。

五、共振

共振是物理学术语，当一个系统受到与其固有频率相同的周期性外力作用时，系统振动的振幅会显著增加的现象。在共振时，系统的能量主要集中在共振频率上，系统的振幅会显著增加。共振理论还认为一个系统中可以有多个共振频率，在这些频率上振动比较容易，在其他频率上振动比较困难。

1. 同名经对应经穴针刺产生高效共振

经络系统也有类似的"共振"现象。同名经的结构、阴阳、气血相同，特性相同，运行方向相同，盛衰相同，对应部位经气有相同的频率，具备了产生共振的条件，给予针刺等外部能量刺激后瞬间释放了储存的动能，产生共振，放大针刺效应，可快速祛除邪气、调节经络气血、疏通经络、恢复倾移，多数病例在数秒钟产生明显效果。

随着针刺等治疗时间延长及经络、气血调节的参与，使共振的效果得到巩固，疗效进一步提高。

2. 同名经其他部位针刺也产生共振

同名经其他部位结构、运行、运动等有轻微变化，但阴阳、气血、性质、频率、盛衰相同，所以也有共振效果，但共振幅度小，效应低，疗效也有所降低，但仍比其他经络的针刺效果好，这也是选择同名经多个层次穴位针刺的原因。

3. 同构产生共振

掌指、跖趾等同构部位，针刺等治疗也快速、高效，因这些部位分布的经脉大部分是同名经，少部分虽然不是同名经，推测相同结构也存在着气血、邪气流注的同频，也能产生共振。

4. 同名经之外不能产生共振

本经局部、远距离部位也是对应经穴针刺法常规选择部位，也多有较好疗效，但没有同名经产生共振的充分条件，不能产生共振。其他经络关系更没有同名经产生共振的条件，只能靠其他途径调节，故疗效一般较差。

六、生物全息调节

1. 全息对应点具有广泛治疗作用

生物全息是已故张颖清教授所创。全息学说认为，每一个机体都是由若干全息胚组成的，机体的任何一个相对完整而独立的部分就是一个全息胚，每个全息胚都是机体的一个独立的功能和结构单位。全息胚层次、结构众多，都含有全身信息，这些信息相互联系、相互影响，在每个全息胚内镶嵌着机体各器官或部位的对应点，当器官、部位出现病变，对应点随即同步发生变化，多出现明显的压痛等阳性反应，而且这些阳性反应与病变的主次、程度、大小范围高度一致，这些对应点都有不同程度调节全身各个对应部位功能的作用。

2. 黄帝内经对应经穴是最佳全息对应点

全身众多层次、结构全息胚中，黄帝内经对应经穴是对侧对应的同名经、结构的对应点，为同一层次交叉对应的全息胚对应点，是全身全息胚中最特殊、最重要的对应点，有相同的气血、结构、性质、频率等信息，如果出现病变，黄帝内经对应经穴反应最迅速、最明显，多有压痛等阳性反应。临床实践证明，针刺具有良好的调节作用，是首选的全息调节部位，其他全息胚对应点也可出现不同程度的压痛等阳性反应，但反应没有这么明显、迅速，针刺等刺激也没有这么好的调节效果，重病或久病患者也可配合运用。

第三章 针刺部位的选择

黄帝内经对应经穴针刺法取穴部位为同名经络对侧的对应穴位，对侧同名经络同构、同气、同性、同向、同频、同盛衰，同构相求、同气相求、同性相求、同向相求、同频相求、同盛衰相求，针刺对侧同名经络对应穴位具有最好的效果，其原因有五：一是同名经脉在小循环范围内循行，手足同名阳经交接于头面，手足同名阴经交接于胸腹，其气交叉相连、相通，相互间有调节作用。二是同名经络阴阳、气血相同，开、阖、枢之性相同，同气相求、同性相求，相感、相应，相互有调节作用。三是手足同名经络位于上、下肢相对应同样部位，人体活动上下肢同名经运动同向，气血流注同前、同后、同上同下，频率相同，密切协调，同构相求、同向相求、同频相求，相互有调节作用。四是同名经对应部位是经络阴阳、气血失调、倾移，邪气聚集、凝滞、倾移的反应部位和调节部位，同盛衰相求，相感、相应，产生疗效。五是生物全息理论认为，所有全息胚都是整体的缩影，每一个部位含有全身信息，可调节对应部位甚至全身的功能。

黄帝内经针刺对应穴位包括对侧同名经络对应经脉腧穴、络脉络穴、血络、经筋以痛为输、阿是穴等，《素问·阴阳应象大论第五》曰："故善用针者，从阴引阳，从阳引阴；以右治左，以左治右；以我知彼，以表知里；以观过与不及之理，见微得过，用之不殆……审其阴阳，以别柔刚，阳病治阴，阴病治阳；定其血气，各守其乡，血实宜决之，气虚宜掣引之。"杨上善说："谓以缪刺，刺诸络脉；谓以巨刺，刺诸经脉。"张志聪说："故善用针者，从阴而引阳分之邪，从阳而引阴分之邪，病在左者取之右，病在右者取之左。"这些部位分布具有主次之分，以肘膝关节及以下为主，虽然不在病痛处，但是邪气聚集、倾移处，即经气郁结、阻滞处，反映了病痛的轻重、性质，有按压酸痛等阳性反应，如果没有阳性反应，一般不取。

一、对应经脉腧穴（包括阿是穴）

经脉腧穴（包括阿是穴）是人体脏腑、经络气血输注出入的特殊部位，为"神气之所游行出入也"，是针刺穴位的主体，也是同名经对应经穴针刺法穴位的主体。《素问·离合真邪第二十七》曰："经言气之盛衰，左右倾移，以上调下，以左调右，有余不足，补泻于荥输。"选择"荥输"为调节气血的常用针刺穴位，显示了四肢末端穴位的重要性，现多取四肢肘膝关节及以下的五输穴、阿是穴等。

（一）对应经脉腧穴用于内科病证

黄帝内经对应经穴针刺法治疗内科病证的范围较为广泛，针刺选择同名经对应腧穴，内科病证病位往往在身体中央，有时左右不好划分，也可加取同侧、双侧针刺。如胸中气满、喘息是手太阴病，取同名足太阴经井穴。《灵枢·热病第二十三》曰："气满胸中喘息，取足太阴大指之端，去爪甲如薤叶，寒则留之，热则疾之，气下乃止。"有时同名经腧穴与本经腧穴同取，如热病汗出为手太阴病，选择手足太阴同名经腧穴针刺，《灵枢·热病第二十三》曰："热病而汗且出，及脉顺可汗者，取之鱼际、太渊、大都、太白，泻之则热去，补之则汗出，汗出太甚，取内踝上横脉以止之。"有时需要同名经并配合其他经针刺治疗，如狂、目妄见、耳妄闻、善呼，除取手足太阴同名经外还取手太阳、阳明经等。《灵枢·癫狂病第二十二》曰："狂、目妄见、耳妄闻、善呼者，少气之所生也，治之取手太阳、太阴、阳明、足太阴、头、两颇。"

同名经再加其表里经，或选择表里经、再加其同名经，是同名经取穴的特殊类型，由于联系紧密，效果较好，用于较复杂病证的针刺，如疟疾出现寒冷，需要手足阳明太阴同名、表里经腧穴针刺。《素问·刺疟第三十六》曰："疟方欲寒，刺手阳明太阴、足阳明太阴。"又如狂病患者，食量异于常人，常笑但不出声的，取手足同名表里经太阴、阳明、太阳针刺。《灵枢·癫狂病第二十二》曰："狂者多食、善见鬼神、善笑而不发于外者，得之有所大喜，治之取足太阴、太阳、阳明，后取手太阴、太阳、阳明。"

此外尚有相邻经病变，则选择相邻同名经。如偏头痛，且头半边发凉的，选择手足相邻同名经少阳、阳明经腧穴。《灵枢·厥病第二十四》曰："头半寒痛，先取手少阳、阳明，后取足少阳、阳明。"

黄帝内经对应经穴针刺法对于病位明确的内科病证，如头痛、胃痛、腹痛、胁痛等，在辨证归经的基础上选取同名经及其对应穴位，运用较好。如一位 28 岁女性患者，上腹痛 2 小时，以中脘左侧二横指处为中心且有压痛，诊断为胃痛，辨为足阳明经络病，按压右侧手阳明经曲池穴上 2 寸处有压痛，针刺后当即腹痛减轻，留针约 30 分钟后腹痛消失。对于病位不明确的内科病证，如咳嗽、哮喘等，因难以确定病变经络、同名经，只能根据症状辨别病变经络，选择同名经及其对应腧穴。

（二）对应经脉腧穴用于筋骨损伤病证

黄帝内经对应经穴针刺法治疗筋骨损伤病证，如气乱于手臂、足胫，取手足阳明、少阳相邻同名经荥穴、输穴和局部血络以调理气血。《灵枢·五乱第三十四》曰："气在于臂足，取之先去血脉，后取其阳明、少阳之荥输。"

现在，黄帝内经对应经穴针刺法可用于治疗肢体疼痛、肿胀等为主的各种筋骨病，如各种关节损伤、炎症，各部位肌腱炎、腱鞘炎，以及肩周炎、颈椎病、肩袖损伤、肱骨外上髁炎、增生性膝关节炎、膝关节侧副韧带损伤、腕/踝关节扭伤、掌指/跖趾关节损伤等软组织损伤，甚至部分轻度骨折、肢体麻、痒等，在辨证归经的基础上选取病变经络、同名经及其对应穴位，也能获得较好疗效。肢体病证针刺对侧同名经对应腧穴时，要边行针边活动患处，以引导气至病所。

（三）对应经脉腧穴用于感染性疾病

黄帝内经对应经穴针刺法不但可用于无菌性炎症的疼痛治疗，还可以用于感染性疾病的肿痛、病理性损伤的疼痛，可促使肿胀、发热消退、疼痛、炎症减轻，当然重症病人留针时间要长、多针刺几次，以加强刺激、增强疗效。

二、对应络脉络穴

对应络脉络穴包括与经穴同名的对应络脉络穴和经穴之外的对应络脉络穴（阿是穴），适于机体任何部位。肢体病变针刺对侧对应络脉络穴时，也要边行针边活动患处。

（一）与经穴同名的对应络穴

络穴即络脉穴位，是"络脉之渗灌诸节"之处，张介宾注："孙络之云穴会，以络与穴为会也，穴深在内，络浅在外，内外为会，故曰穴会，非谓气穴之外别有三百六十五络穴也。"可以理解为经穴与络脉内外相接处就是络穴，一般来说同一穴位，较深处为经穴，较浅处为络穴，刺深为刺经穴，刺浅为刺络穴。络脉病证选对应同名络脉络穴，多选择腕踝关节及以下络穴，尤其是井穴。

1. 对应络穴用于筋骨损伤病证

对应络穴常用于筋骨损伤病证，其与腧穴用于筋骨损伤病证的区别是有否脉的改变，肢体络脉病证取对侧与经穴同名的对应络穴针刺，如手太阳、少阴臂掌之间腕部病变，取足太阳、少阴对应踝部的络穴进行治疗。《素问·缪刺论第六十三》曰："邪客于臂掌之间，不可得屈。刺其踝后，先以指按之痛，乃刺之，以月死生为数，月生一日一痏，二日二痏，十五日十五痏，十六日十四痏。"针刺对应络穴对于外伤、劳损所致络脉瘀阻的各部位筋骨损伤病证都有较好疗效。

2. 对应络穴用于内科病证

针刺对应络穴治疗内科病证，《内经》多有论述，对于病位左右位置分辨清楚者，取同名对应络脉络穴，临床常用。对于左右位置不好分辨的，可取双侧同名络穴，也可本经络穴、同名络脉络穴同取，如邪客于手足少阴、太阴和足阳明之络的昏迷，取手足同名少阴、太阴络脉络穴等针刺。《素问·缪刺论第六十三》曰："邪客于手足少阴太阴足阳明之络，此五络皆会于耳中，上络左角，五络俱竭，令人身脉皆动，而形无知也，其状若尸，或曰尸厥。刺其足大指内侧爪甲上，去端如韭叶，后刺足心，后刺足中指爪甲上各一痏，后刺手大指内侧，去端如韭叶，后刺手少阴锐骨之端，各一痏立已。"有些病证，除取同名络脉络穴外，还需配合其他络脉络穴，如癫痫发作时身体僵硬、脊柱疼痛者，选择手足太阳同名络脉络穴和足阳明、太阴表里络穴，《灵枢·癫狂病第二十二》曰："癫疾始作，先反僵，因而脊痛，候之足太阳、阳明、太阴、手太阳，血变而止。"同名表里络穴既有同名络脉络穴，又有表里络脉络穴，是选取较多的相关络脉络穴，祛邪较快，有较好的疗效，如癫狂，取手足同名表里太阴、阳明络脉络穴针刺。《灵枢·癫狂病第二十二》曰："狂始生，先自悲也，喜忘、苦怒、善恐者，得之忧饥，治之取手太阴、阳明，血变而止，及取足太阴、阳明。"

对应络穴用于内科病证与对应腧穴相同，需要根据症状辨证归经，选择对应的同名络脉络穴。

3. 对应络穴用于五官病证

头面五官为躯干"四末"，血运丰富，络脉分布密集，针刺同名络穴可治疗五官病证，且五官病证位置明确，易辨别络脉，多同名手足络穴如井穴同取。如齿唇寒冷疼痛，针刺手足同名阳明络脉井穴。《素问·缪刺论第六十三》曰："缪传引上齿，齿唇寒痛，视其手背脉血者去之，足阳明中指爪甲上一痏，手大指次指爪甲上各一痏，立已。左取右，右取左。"又如耳鸣、耳聋，选手足中指（趾）同名络脉井穴针刺。《灵枢·厥病第二十四》曰："耳鸣，取手中指爪甲上，左取右，右取左，先取手，后取足。"同名络脉络穴治疗五官病证运用较多，除耳鸣、耳聋、齿痛、唇痛外，还有面瘫、三叉神经痛、目疾等，针刺对侧同名络脉井穴、腕踝部阳性络穴，症状多有减轻，也可加取同名手足井穴。

（二）经穴之外的对应络脉络穴

经穴之外的对应络脉络穴指不在经脉循行线上而在横行络脉上的络穴，或虽在经脉循行线上，这些络穴没有具体的名称、位置，多为阿是穴之列，但在临床上最常见，为数最多、用途最广，也是同名络脉对应络穴针刺法运用灵活、广泛的原因，适用于各部肢体疼痛、麻木的筋伤病证，也可用于内科病证、五官病证等。在对侧同名对应的络脉中寻找有压痛等阳性反应的络穴针刺，可以是单穴，也可以是多穴。

三、对应络脉血络

血络又称结络、结上等，为外邪入络或内生邪气，在络脉中左右上下流溢。络脉瘀滞是浮络、孙络最主要、最常见的病理表现。《灵枢·九针十二原第一》曰："血脉者，在腧横居，视之独澄，切之独坚。"《素问·疟论第三十五》曰："在孙络盛坚而血者，皆取之。""坚"和"盛"均是络脉瘀滞程度的体现，越"坚""盛"，说明压力越大，郁滞越重，病情越重。血络虽然"坚""盛"，但多呈线性横行、斜行凹陷，低于皮肤，针刺选择对侧同名血络，用三棱针、一次性采血针、毫针等轻轻点刺血络外壁约深 2 毫米，使之出血，或出血而止，或血色变而止，或血尽而止。《素问·阴阳应象大论第五》曰："血实宜决之。"针刺血络不可刺入过深，刺伤血络内壁，引起血肿。治疗筋骨损伤、内科病证等多取下肢血络。

四、对应经筋以痛为输

以痛为输即以经筋疼痛处的同名经对应部位作为针刺的穴位。医生按压相关部位时，病人有疼痛、酸痛、酸、舒适等感觉改变，或可有变硬、松软、高起、凹陷等形态改变，以按压疼痛等异常感觉为主，这些阳性改变作为以痛为输的针刺部位。按压部位往往比主诉病痛部位更准确。

经筋不络属脏腑，所以左右经筋不会通过脏腑相连，但经筋维筋相交、交会于脊、同名经筋同气，对侧同名经筋行走摆动方向、频率相同，同向相求、同频相求，所以经筋病变对侧同名经筋对应部位多出现压痛等阳性反应，针刺对侧上下肢对应经筋压痛等阳性部位，即左右、上下交叉取穴，多能取得即刻、较好疗效，临床常用于经筋所致筋骨损伤病证，多表现为拘急疼痛、抽痛、冷痛等，如左侧手太阴经筋肩痛，选取右侧对应足太阴髋部经筋压痛等阳性部位；左侧足太阴经筋膝痛，选取右肘对应手太阴肘部经筋压痛等阳性部位；左侧足阳明经筋膝痛，选取右肘对应手阳明经筋压痛等阳性部位；左侧手太阳经筋腕痛，选取右踝对应足太阳经筋压痛等阳性部位，等等，反之亦然。针刺对应同名经筋以痛为输时，要边行针边活动患处。

五、阳性反应点（阿是穴）

对应部位阳性反应点多为压痛、酸胀等，是取穴的唯一依据，每次应取最明显阳性反应点，阳性反应是对应针刺部位的病理变化，为经气郁滞、郁结、瘀阻之处所致。阳性反应的程度反映了疾病的轻重，阳性反应越轻，病情越轻；阳性反应越重，病情越重，甚至有反应处的局部不适，如没有压痛等阳性反应，则不适用黄帝内经对应经穴针刺法，针刺效果也多不理想，可选用其他疗法。

（一）阳性反应点要精准

寻找对应穴位压痛等阳性反应点要精准，才有较好疗效，一是要在病痛同名经、结构对应各个部位寻找，确定压痛部位的范围、强弱、主次。对应压痛等阳性反应部位一般与病痛部位相一致，或在病痛对应部位稍上方的位置。二是要确定压痛部位的深浅，是在皮、在肉，还是在筋、在骨，尤其软组织较厚的患者，病痛部位深的对应部位压痛感不明显，病痛部位浅的对应部位压痛感明显。三是要确定压痛等阳性反应的中心位置，按压应左右上下偏向用力，尤其是关节及附近部位，以确定准确位置。

（二）阳性反应协助诊断

对应穴位压痛等阳性反应还可以反映病位，协助诊断，而且根据阳性反应的多少确定病变经络的多少，根据阳性反应的深浅确定病位的深浅，根据阳性反应的轻重确定病变的程度。如踝关节扭伤后，踝部弥漫肿胀、疼痛，不好确定主要部位，可以在同名经对应腕部各个部位按压，找出最明显的压痛点，判断所属经络，根据同名经的对应，可以确定病变经络以及经络的主次，多是以少阳经络为主，涉及太阳、阳明、太阴等经络。再如肩胛下窝及上臂后侧麻木、疼痛，足太阳经外踝后、下压痛，虽然部位不同，但可辨为手太阳经络，可见一个部位病变可能是几经病，多个部位病变可能是一经病。

（三）阳性反应协助鉴别诊断

对应穴位压痛等阳性反应能协助鉴别诊断。如某一部位病痛较剧或面积较大，可能都是病变部位，也可能是被影响、牵扯的部位，根据对应部位压痛与否，可以确定病变经络，排除周围经络，如肩背疼痛多为少阳、太阳病，可在踝、腕对应部位寻找压痛等阳性反应，以确定是哪条经病没有压痛等阳性反应的经络即予排除。再如膝下部疼痛，多为足太阴、阳明经病，可根据对侧肘部桡侧内、外压痛与否，确定或排除相关经络。

（四）阳性反应判断疗效

阳性反应点不但可以协助诊断，而且可帮助判断疗效。通过对应部位针刺治疗，阳性反应减轻、消失与否也是检验疗效的依据，压痛等阳性反应减轻，说明病情减轻，压痛等阳性反应消失，说明病已治愈，对应反应部位的阳性变化与病痛变化基本相一致。

六、肘膝及以下部位

（一）四肢肘膝及以下部位为主

四肢肘膝及以下部位为黄帝内经对应经穴针刺法的常用部位，尤其是五输穴，约占选取穴位 80%以上。其原因一是经脉分布密集，四肢肘膝及以下较细，相同面积的横截面分布有更多的络脉穴位，且还有较多分支。二是四肢肘膝及以下为五输穴的部位，是人体最主要的腧穴。三是四肢络脉分布密集，外邪流溢“布于四末”。四是四肢的神经、血运丰富，对针刺刺激反应强烈，疗效也好。所以四肢肘膝以下病证，选择膝肘以下的对应穴位，较少配合选择膝肘以上的对应穴位；四肢肘膝以上病证，选择膝肘以上的对应穴位，多配合选择膝肘以下的对应穴位。内科病证、五官病证等也多选择膝肘以下的对应穴位。

（二）关节处为主

上肢关节为肩、肘、腕、掌、指；下肢关节为髋、膝、踝、跖、趾。关节处是针刺的常用部位、高效部位，约占选取穴位的70%以上，一是因为关节为经络循行曲折处，经气运行易于发生生理性聚结、凝滞，邪气也可病理性聚集、阻滞，因而祛除邪气速度快、效率高。二是因为关节处多为肌肉、肌腱、韧带、关节囊等附着点，应力集中、活动量大，经筋易于损伤，易形成瘀血等邪气。三是因为关节处腧穴分布密集，经气、邪气输注都较集中。四是因为关节处滑膜、肌腱、韧带等感受器多、神经分布密集，较为敏感，针感强、效率高。五是因为肘膝及以上病证对应膝肘以上部位有时取穴不太方便，多在肘膝及以下对应的同名经络的关节中寻找阳性穴位，疗效影响不大，黄帝内经对应针刺法常选取腕、踝关节处对应穴位，也可配合肘膝等的对应穴位。

七、对应穴位关系

对应穴位是黄帝内经对应经穴针刺法的针刺部位，就是上肢病证取对侧下肢同名经、同构的对应部位，下肢病证取对侧上肢同名经、同构的对应部位等，根据病证范围，可以选一条经，也可以选二条经或多条经。

（一）四肢对应关系

四肢对应是同名经、结构对应经穴最主要关系，人体上下肢都有前后面、内外面，关节数相同或相应，有相同或相近的结构、功能，手足三阴三阳经络分布于基本相同的位置，是典型的对应关系。手、足同名经的四肢对应关系为：肩对髋、上臂对大腿、肘对膝、前臂对小腿、腕对踝、掌对跖、指对趾，用于四肢经络、脏腑病证。

1. 肩对髋

左右肩部的手太阳经交叉对应（即左对右、右对左）髋部的足太阳经，用于治疗肩、髋部太阳经络疼痛病证；左右肩部的手少阳经交叉对应髋部的足少阳经，用于治疗肩、髋部少阳经络疼痛病证；左右肩部的手阳明经交叉对应髋部的足阳明经，用于治疗肩、髋部阳明经络疼痛病证；左右肩部的手太阴经交叉对应髋部的足太阴经，用于治疗肩、髋部太阴经络疼痛病证；左右肩部的手少阴经交叉对应髋部的足少阴经，用于治疗肩、髋部少阴经络疼痛病证；左右肩部的手厥阴经交叉对应髋部的足厥阴经，用于治疗肩、髋部厥阴经络疼痛病证。由于肩关节活动度大于髋关节，损伤概率大，故肩关节病证较多。

2. 上臂对大腿

左右上臂的手太阴经交叉对应（即左对右、右对左）大腿的足太阴经，用于治疗上臂、大腿部太阴经络疼痛病证；左右上臂的手少阴经交叉对应大腿的足少阴经，用于治疗上臂、大腿部少阴经络疼痛病证；左右上臂的手厥阴经交叉对应大腿的足厥阴经，用于治疗上臂、大腿部厥阴经络疼痛病证；左右上臂的手太阳经交叉对应大腿的足太阳经，用于治疗上臂、大腿部太阳经络疼痛病证；左右上臂的手少阳经交叉对应大腿的足少阳经，用于治疗上臂、大腿部少阳经络疼痛病证；左右上臂的手阳明经交叉对应大腿的足阳明经，用于治疗上臂、大腿部阳明经络疼痛病证。由于上下肢不等长，其对应部位取穴时不能用等长定位，应根据其比例定位。

3. 肘对膝

左右肘部的手太阴经交叉对应（即左对右、右对左）膝部的足太阴经，用于治疗肘、膝部太阴经络疼痛病证；左右肘的手少阴经交叉对应膝部的足少阴经，用于治疗肘、膝部少阴经络疼痛病证；左右肘的手厥阴经交叉对应膝部的足厥阴经，用于治疗肘、膝部厥阴经络疼痛病证；左右肘的手太阳经交叉对应膝部的足太阳经，用于治疗肘、膝部太阳经络疼痛病证；左右肘的手少阳经交叉对应膝部的足少阳经，用于治疗肘、膝部少阳经络疼痛病证；左右肘部的手阳明经交叉对应膝部的足阳明经，用于治疗肘、膝部阳明经络疼痛病证。肘、膝部穴位也是治疗内科等病证常用部位，多用于躯干中部前后、两侧的病证。

4. 前臂对小腿

左右前臂的手太阴经交叉对应（即左对右、右对左）小腿的足太阴经，用于治疗前臂、小腿部太阴经络疼痛病证；左右前臂的手少阴经交叉对应小腿的足少阴经，用于治疗前臂、小腿部少阴经络疼痛病证；左右前臂的手厥阴经交叉对应小腿的足厥阴经，用于治疗前臂、小腿部厥阴经络疼痛病证；左右前臂的手太阳经交叉对应小腿的足太阳经，用于治疗前臂、小腿部太阳经络疼痛病证；左右前臂的手少阳经交叉对应小腿的足少阳经，用于治疗前臂、小腿部少阳经络疼痛病证；左右前臂的手阳明经交叉对应小腿的足阳明经，用于治疗前臂、小腿部阳明经络疼痛病证。由于上下肢不等长，其对应部位取穴时也应根据比例定位。前臂、小腿部穴位也是治疗内科、五官科病证常用部位。

5. 腕对踝

左右腕部手太阴经交叉对应（即左对右、右对左）踝部足太阴经，用于治疗腕、踝部太阴经络疼痛病证；左右腕部手少阴经交叉对应踝部足少阴经，用于治疗腕、踝部少阴经络疼痛病证；左右腕部手厥阴经交叉对应踝部足厥阴经，用于治疗腕、踝部厥阴经络疼痛病证；左右腕部太阳经交叉对应踝部足太阳，用于治疗腕、踝部太阳经络疼痛病证；左右腕部手少阳经交叉对应踝部足少阳经，用于治疗腕、踝部少阳经络疼痛病证；左右腕部手阳明经交叉对应踝部足阳明经，用于治疗腕、踝部阳明经络疼痛病证。腕踝损伤概率最高，病证多，故临床运用最多、最广，相对来说踝部损伤概率大于腕部，故多取腕部治疗踝部病证。腕、踝部穴位还是治疗内科、五官科等病证最常用的穴位。

6. 掌对跖、指对趾

掌对跖、指对趾比较特殊，掌、跖、指、趾的经络循行没有上臂、肘、前臂、大腿、膝、小腿规整，太阴、少阳、太阳循行基本相同，厥阴、少阴、阳明差别较大，不好对应，经络对应有时不好找，可结合掌与跖、指与趾的结构对应关系，以结构对应关系为主，兼顾经络对应关系。

左右掌交叉对应左右跖，第1～5掌骨对应第1～5跖骨，关节对关节，掌骨对跖骨，掌心面对应跖底面，掌背面对应跖上面，用于治疗掌、跖疼痛病证。

左右指交叉对应左右趾，第1～5指对应第1～5趾，关节对关节，指骨对趾骨，指掌面对应趾下面，指背面对应趾上面，用于治疗指、趾、指间、趾间关节疼痛病证。

临床上掌指关节、跖趾关节、指间关节、趾间关节疼痛病证常见，如掌指关节炎、指屈肌腱狭窄性腱鞘炎、指间关节损伤、跖趾损伤、趾间关节损伤等。

（二）躯干部对应关系

躯干部的对应关系包括任脉、督脉和手足络的反向对应，即躯干上部对应四肢近腕、踝部，躯干下部对应四肢近肩髋部，任脉上部对应督脉下部，任脉下部对应督脉上部。

1. 背、腰、骶部对应关系

背、腰、骶部后正中有督脉循行，脊柱两旁各有两条足太阳经循行，所以背、腰、骶部正中疼痛病证选择任脉（任脉、督脉互为对应经，督脉上部对应任脉下部，反之亦然）对应穴位，腰、骶旁疼痛病证选择同名手太阳经对应穴位，上背部对应手太阳络上部（近腕），下背部对应手太阳络上部（近肩）。多选腕掌、前臂、上臂后外穴位，用于骶、腰、背部的病证。

2. 胸部对应关系

胸部为人体上焦，前正中有任脉循行，胸部前正中两旁 2 寸、4 寸、6 寸分别有足少阴、足阳明、足太阴经循行，故胸部前正中选择督脉腰骶部对应穴位，胸部前正中两旁 2 寸、4 寸、6 寸病变分别选择同名手少阴、手阳明、手太阴经对应穴位，首选前臂对应穴位，也可选腕部对应穴位。胸腔脏器有心、肺，属于手太阴、少阴经，还应选择足太阴、少阴经踝部对应穴位，用于胸部经络、脏腑病证。

胸部对应关系还应注意，前正中线旁开 4 寸，第 6 肋间是期门穴，第 7 肋间是日月穴，有足厥阴经、足少阳经循行，选择其同名的手厥阴经、手少阳经穴位。

3. 腹对应关系

腹部肚脐上为中焦，肚脐下为下焦，前正中有任脉循行，腹部前正中线两旁 0.5 寸、2 寸、4 寸处分别有足少阴、足阳明、足太阴经循行，腹部前正中选择督脉上背部对应穴位；腹部前正中两旁 0.5 寸、2 寸、4 寸处病变分别选择同名手少阴、手阳明、手太阴经对应穴位，上腹多选肘及上下（上肢中 1/3）穴位，下腹选上臂（上肢上 1/3）穴位；左胸腹交界处还有足厥阴经循行，还可选择右肘及上下手厥阴经络穴位。

腹部有肝胆、大小肠、膀胱，属于足厥阴、足少阳、足太阳、手太阳、手阳明经，还应选择手厥阴、手少阳、手太阳、足太阳、足阳明经对应穴位，用于腹部经络、脏腑病证。

4. 躯干部两侧对应关系

躯干部两侧主要是足厥阴、少阳经循行，足厥阴经在前，足少阳经在后，上部还有足太阴经，之间还有足少阳、太阳之间的络脉，躯干部两侧主要选择同名手厥阴、少阳经对应穴位，兼顾手太阴经以及手少阳、太阳之间络脉的对应穴位，根据位置选取上肢上下对应穴位，用于体侧病证。

躯干、胸腹部病证根据对应关系选择相应穴位，上焦对应上下肢下部，中焦对应上下肢中部，下焦对应上下肢上部，故上部病证按比例关系选择四肢前臂、小腿对应穴位，中部病证按比例关系选择四肢中部肘膝及附近对应穴位，下部病证按比例关系选择四肢上部上臂、大腿、腕踝对应穴位。为了取穴方便，下部病证也可选择四肢下部前臂、小腿、腕踝对应穴位。

（三）颈部对应关系

颈后部有督脉、足太阳经循行，颈侧有手足少阳、手阳明、手太阳经循行，颈前有任脉、足阳明经循行，所以颈后部病证选择同名手太阳经对应穴位、任脉对应穴位，如督脉病选择曲骨、脐下等。《素问·骨空论第六十》曰："督脉生病治督脉，治在骨上，甚者在脐下营。其上气有音者，治其喉中央，在缺盆中者，其病上冲喉者治其渐，渐者上夹颐也。"

颈侧病证选择同名手足少阳、足阳明、足太阳经对应穴位，颈前病证选择同名手阳明经对应穴位、督脉对应穴位。

（四）头面部对应关系

1. 头部对应关系

足阳明经络循行于额角、眉棱、鼻根部，该处疼痛选取手阳明经对应穴位；因有足少阳、足太阳经循行，也可选择手少阳、手太阳经对应穴位。足少阳经络循行于头侧部，该处疼痛选取手足少阳经对应穴位。足太阳经络循行于后枕部、下连于项，该处疼痛选取手太阳经对应穴位。足厥阴经络循行于巅顶部、下连于目，该处疼痛选取手厥阴经对应穴位。可见头后痛、巅顶痛经络定位明确，只选取同名经穴位；头侧痛、前额痛经络定位不明确，可能是一条经，也可能是二条经，选取相关的手足同名经穴位，多选腕踝关节及以下穴位。

2. 面部五官对应关系

口下部及下齿为手阳明经循行部位，该处病证选择同名足阳明经对应穴位；口上、上齿至目下部为足阳明经循行部位，该处病证选择同名手阳明经对应穴位。耳后、耳上、耳前上为少阳经循行部位，该处病证选取手足少阳经对应穴位。耳前、颊部还为足阳明、手太阳经循行部位，该处病证选取手阳明、足太阳经对应穴位。

头面部病证根据对应关系，多在腕、踝对应部位有压痛等阳性反应，选腕踝部对应阳性穴位。

八、对应经穴顺序

经穴以同等对应穴位为主，其他对应穴位也是黄帝内经对应经穴针刺法常选取部位，但疗效有不同程度的下降，我们根据疗效高低将其分为五种对应关系，每个病人的针刺部位可以选择一种对应关系，也可选择多种对应关系，根据病证减轻程度和压痛等阳性反应而定。针刺顺序多由相对应部位开始，按腕踝、指（趾）、前臂小腿、肘膝、上臂大腿、肩髋等依次进行。

（一）第一对应关系（同等对应穴位）

第一对应关系是相对应的上下肢同等部位，即肩对髋、上臂对大腿、膝对肘、前臂对小腿、腕对踝、掌对跖、指对趾，是最常用的对应针刺部位，疗效最好，用于各种病证。由于上下肢关节结构不完全一致，对应部位应在其经络循行、同构部位中仔细寻找，因上下肢不等长，对应部位不应根据长短，而应按比例确定。

第一对应关系还包括躯干病位与四肢同名经的上对下、中对中、下对上，也是同等对应关系。

（二）第二对应关系（上下对应穴位）

第二对应关系虽然是同名经，但不是完全对等部位，而是上、下倒转的对应关系，虽然不同构、气血运行不同频，但具有阴阳、气血、性质、前后方向相同、盛衰相同的特点，对应部位多有压痛等阳性反应，也有一定的效果。有腕对髋、踝对肩，多用于腕、踝、肩、髋关节处疼痛病证。因为腕、踝较肩、髋经络、穴位密集，邪气更加聚集，加之取穴方便，故一般来说腕、踝用得多，效果也好，肩、髋用得少。

1. 腕对髋

左、右腕手太阴经分别对应右、左髋足太阴经，用于治疗太阴经络腕、髋病证；左、右腕手少阴分别对应右、左髋足少阴经，用于治疗少阴经络腕、髋病证；左、右腕手厥阴经分别对应右、左髋足厥阴经，用于治疗厥阴经络腕、髋病证；左、右腕太阳经分别对应右、左髋足太阳，用于治疗太阳经络腕、髋病证；左、右腕手少阳经分别对应右、左髋足少阳经，用于治疗少阳经络腕、髋病证；左、右腕手阳明经分别对应右、左髋足阳明经，用于治疗阳明经络腕、髋病证。

2. 踝对肩

左、右肩手太阴经分别对应右、左踝足太阴经，用于治疗太阴经络踝、肩病证；左、右肩手少阴经分别对应右、左踝足少阴经，用于治疗少阴经络踝、肩病证；左、右肩手厥阴经分别对应右、左踝足厥阴经，用于治疗厥阴经络踝、肩病证；左、右肩手太阳经分别对应右、左踝足太阳经，用于治疗太阳经络踝、肩病证；左、右肩手少阳经分别对应右、左踝足少阳经，用于治疗少阳经络踝、肩病证；左、右肩手阳明经分别对应右、左踝足阳明经，用于治疗阳明经络踝、肩病证。如肩前疼痛、压痛，诊为肱二头长头肌腱炎，辨为手太阴经病，取其同名经足太阴经踝部商丘，疼痛多即刻缓解。

3. 躯干与四肢对应

躯干上部病变对应四肢同名经上部，躯干下部病变对应四肢同名经下部，由于下部经络密集且取穴方便，躯干下部病变取四肢同名经下部经穴临床多用。

（三）第三对应关系（对应井穴）

第三对应关系是对应井穴。井穴是经气所出，如同水的源头，经气开始上行，《灵枢·九针十二原第一》曰："所出为井。"井穴既是经脉、经穴的源头，也是络脉、络穴的源头，外邪流溢、郁积、凝滞的部位，在井穴刺络，使外邪外出，可以起到釜底抽薪的作用，利于邪气的外排、瘀滞的疏通，常选取手经对应同名足经井穴、足经对应同名手经井穴，多用针刺放血方法，用于上下肢、内脏、五官等实证。

1. 手经对应同名足经井穴

手太阴经对应足太阴经井穴隐白，用于治疗手太阴经络上肢及内脏的实证；手少阴经对足少阴经井穴涌泉，用于治疗手少阴经络上肢及内脏的实证；手厥阴经对足厥阴经井穴大敦，用于治疗手厥阴经络上肢及内脏的实证；手阳明经对足阳明经井穴厉兑，用于治疗手阳明经络上肢及内脏、五官的实证；手太阳经对足太阳经井穴至阴，用于治疗手太阳经络上肢及内脏的实证；手少阳经对足少阳经井穴足窍阴，用于治疗手少阳经络上肢及内脏、五官的实证。

2. 足经对应同名手经井穴

足太阴经对应手太阴经井穴少商，用于治疗足太阴经络下肢及内脏的实证；足少阴经对手少阴经井穴少冲，用于治疗足少阴经络下肢及内脏的实证；足厥阴经对手厥阴经井穴中冲，用于治疗足厥阴经络下肢及内脏的实证；足阳明经对手阳明经井穴商阳，用于治疗足阳明经络下肢及内脏、五官的实证；足太阳经对手太阳经井穴少泽，用于治疗足太阳经络下肢及内脏的实证；足少阳经对手少阳经井穴关冲，用于治疗足少阳经络下肢及内脏、五官的实证。

（四）第四对应关系（对应血络）

第四对应关系是对应血络。血络是经络瘀滞、瘀阻的主要阳性反应点，取同名经对应部位的血络，如左、右手太阴经分别对应右、左足太阴经血络，用于治疗手太阴经络上肢及内脏的实证；左、右手少阴经分别对应右、左足少阴经血络，用于治疗手少阴经络上肢及内脏的实证；左、右手厥阴经分别对应右、左足厥阴经血络，用于治疗手厥阴经络上肢及内脏的实证；左、右手太阳经分别对应右、左足太阳经血络，用于治疗手太阳经络上肢及内脏的实证；左、右手少阳经分别对应右、左足少阳经血络，用于治疗手少阳经络上肢及内脏的实证；左、右手阳明经分别对应右、左足阳明经血络，用于治疗手阳明经络上肢及内脏的实证。足太阴经对应对侧手太阴经血络，用于治疗足太阴经络下肢及内脏的实证；足少阴经对应对侧手少阴经血络，用于治疗足少阴经络下肢及内脏的实证；足厥阴经对应对侧手厥阴经血络，用于治疗足厥阴经络下肢及内脏的实证；足阳明经对应对侧手阳明经血络，用于治疗足阳明经络下肢及内脏的实证；足太阳经对应对侧手太阳经血络，用于治疗足太阳经络下肢及内脏的实证；足少阳经对应对侧手少阳经血络，用于治疗足少阳经络下肢及内脏的实证。

足经血络较多，手经血络较少，故取足经血络为主，手经血络偶尔用之。老年人血络较明显，常用，年轻人血络不明显，很少运用。

（五）第五对应关系

第五对应关系是同名经更次一级对应关系的穴位，即腕、踝、髋、肩对应膝、肘处穴位。因不是同等对应部位，故疗效有所降低，主要针对久病、疑难病证偶尔使用。由于上肢取穴方便，故腕、肘、肩的运用多于踝、膝、髋，多用于治疗肩、髋、腕、踝等部位的病证，也可用于膝、肘疼痛病证。

1. 腕、肩对应膝

腕、肩关节对应对侧膝关节，如左右腕、肩手太阴经对应右左膝足太阴经，用于太阴经络腕、肩、膝部病证；左右腕、肩手少阴经对应右左膝足少阴经，用于少阴经络腕、肩、膝部病证；左右腕、肩手厥阴经对应右左膝足厥阴经，用于厥阴经络腕、肩、膝部病证；左右腕、肩手太阳经对应右左膝足太阳经，用于太阳经络腕、肩、膝部病证；左右腕、肩手少阳经对应右左膝足少阳经，用于少阳经络腕、肩、膝部病证；左右腕、肩手阳明经对应右左膝足阳明经，用于阳明经络腕、肩、膝部病证。

2. 髋、踝对应肘

髋、踝关节对应肘关节，如左、右髋、踝足太阴经分别对应右、左肘手太阴经，用于太阴经络髋、踝、肘部病证；左、右髋、踝足少阴经分别对应右、左肘手少阴经，用于少阴经络髋、踝、肘部病证；左、右髋、踝足厥阴经分别对应右、左肘手厥阴经，用于厥阴经络髋、踝、肘部病证；左、右髋、踝足太阳经分别对应右、左肘手太阳经，用于太阳经络髋、踝、肘部病证；左、右髋、踝足少阳经分别对应右、左肘手少阳经，用于少阳经络髋、踝、肘部病证；左、右髋、踝足阳明经分别对应右、左肘手阳明经，用于阳明经络髋、踝、肘部病证。

总之，黄帝内经对应经穴针刺法针刺的是对侧同名经、同构对应部位的经脉腧穴、络脉络穴、血络、经筋以痛为输。由于经脉、经筋循行路线基本相同，络脉由经脉发出，经脉、络脉、经筋循行、分布多有重叠、交会，腧穴、络穴、以痛为输也多重叠、相邻，虽然可通过脉象的改变辨别经脉、络脉病证，通过有否紧张、拘急、挛缩辨别经筋病证等，但临床上仍较难分辨经络循行路线上的肢体病痛的经脉、络脉、经筋病证归属，针刺下去分辨是腧穴、络穴、以痛为输也较难，尤其是深部络穴，所以针刺时以同名经、同构对侧对应压痛等阳性部位为主，兼顾腧穴、络穴、以痛为输的运用。对于大量非经脉循行线上病变，多是络脉病痛，选择络穴、血络；少数是经筋病痛，选择以痛为输。

黄帝内经对应经穴针刺法的选择顺序：首先从第一对应关系开始，选择阳性反应最明显之处，可重复针刺，或依次向下选择第二至第五对应关系针刺，可根据压痛等阳性反应程度调整顺序。

第四章

黄帝内经对应经穴针刺法的诊治方法

黄帝内经对应经穴针刺法强调经络辨证，注重病变部位及其所属经络，要熟知经络循行，掌握病变所在经脉、络脉、经筋。本法不太强调病变寒热性质，但要兼顾虚实，要辨证归经、找准病痛点，选择同名经、同构的对应穴位，并给予适当的针刺方法。

一、确定病变经络、病位

黄帝内经对应经穴针刺法注重病变部位精准定位，首先根据症状、体征，辨证归经，确定所属经络及其病变部位，可以是一个点、一条经络；也可以是较大部位、两条或多条经络，然后确定经络的宽度，横向精确定位。

（一）首辨经络（辨证归经）

1. 疼痛病证辨别病变经络、结构

肢体疼痛的经络病证要根据临床症状、体征检查，四诊合参，确定病变经络，《灵枢·官能第七十三》说："察其所痛，左右上下，知其寒温，何经所在。"《灵枢·周痹第二十七》说："故刺痹者，必先切循其下之六经，视其虚实，及大络之血结而不通，及虚而脉陷空者而调之。"阳性部位可有疼痛、麻木、发凉、发热、肿胀等异常感觉，或有发红、发暗、粗糙等色泽、形态改变，检查时要明确压痛等阳性改变的深度、宽度、程度，确定病痛病位、深浅，根据经脉循行、经筋分布，确定病变部位、所属经络。病情单纯者多为一经病，如桡骨茎突狭窄性腱鞘炎，只有手太阴经络病。病情复杂者多为多条经发病，如第4、5腰椎间盘突出，为督脉、足太阳、足少阳经络病；颈椎病有颈部疼痛、压痛，后仰加重者，为督脉、足太阳经络病，再兼有上肢后侧、肩胛疼痛、压痛、麻木，则为督脉、手足太阳经络病。膝关节髌骨内侧疼痛、肿胀，为足太阴经络病；髌骨外侧疼痛、肿胀，为足阳明经络病；腘窝、下肢后侧疼痛、肿胀，为足太阳经病；三部都有疼痛、肿胀，为足太阴、阳明、太阳经络同病。股骨头缺血性坏死症为足三阴、三阳经络病。踝关节损伤多为足少阳、太阴、阳明经络病，可为单纯经脉病、络脉病，也可经脉、络脉、经筋等同病。

有些病证，离经脉循行、经筋分布路线较远，在两经之间，即两经络脉相交处，也是分界处，也可能离一经较近，离另一经较远，也要明确病变络脉是在中间还是靠近一经，确定纵向位置。

手足有些部位同名经络循行对应有差别，应在注重经络循行、分布的同时，兼顾其相同的结构，甚至特殊部位以同构为主，使对应经穴更具有针对性。

2. 脏腑病证辨别所在经络

（1）根据脏腑症状辨别为所属经络　脏腑病证根据症状辨别所属经络，即多为所属经络病，如心痛、心悸等心病多为手少阴经络病，咳嗽、哮喘等肺病多为手太阴经络病，胁痛等肝胆病多为足厥阴、足少阳经络病，腹痛、泄泻等脾病多为足太阴、足阳明经络病，尿频、尿失禁、癃闭等肾、膀胱病多为足少阴、足太阳经络病。

（2）根据病位确定脏腑的病变经络　有些脏腑病证，部位面积较大，其部位涉及多条经络，可为本经，也可为他经，如心痛、心悸等心病可为任脉、足少阴、足阳明经络病，胃病可为足阳明经病，也可为任脉、足少阴、足太阴经病；胸痛可为任脉、足少阴、足阳明、足太阴经络病，也可为手太阴经络病。阑尾炎也可为右侧足太阴经病，也可为右侧足阳明经络病，或者二者都有。

（3）根据病因确定脏腑的病变经络　有些脏腑病证较为复杂，辨别经络病证，可考虑病因，可为本经络病证，也可辨别为他经络病证，如乳腺病多由情志致病，与肝有关，除有循行部位足阳明、太阴等经络病外，还有足厥阴经络病；溃疡性结肠炎也与情志有关，且多虚，可为足阳明、太阴经络病，也可辨别为足厥阴经络病，所对应经络都会出现不同程度的阳性反应。

由于脏腑与经络的广泛联系和经络循行的错综复杂，所对应经络往往都会出现不同程度的阳性反应，因此内科病证、五官病证有时确定病变经络并非易事。如足少阴络脉病，症见心痛、腹胀、胸胁、胀满但无积聚，很难辨别是手少阴经络病，还是足少阴经络病；“邪客于手阳明之络，令人气满胸中，喘息，而支胠，胸中热”是手阳明络脉病，因手阳明、手太阴经脉都循行胸肺部，故很难排除手太阴络脉病；“邪客于手足少阴太阴足阳明之络”的“人身脉皆动，而形无知也，其状若尸，或曰尸厥”是手足少阴太阴足阳明络脉病，很难辨别是奇邪侵袭络脉病，还是内伤七情所致癔病；耳鸣、耳聋很难辨别是手足少阳经络病，还是手太阳、足阳明经络病。

（二）次辨病位（病痛点）

1. 经脉循行线病位

经脉循行、经筋分布于上下肢、躯干等部位，循行、分布路线长，确定病变经络为针刺取穴提供了一个大的范围，还需要进一步精确病变横向部位，找准病位中心。如果定位呈线、带状，则要找病因部位，或找中心，或最明显之处，进一步精确到点，如桡骨茎突狭窄性腱鞘炎出现上下牵引疼痛，病位主要在桡骨茎突部。第四、五腰椎间盘突出，病位主要在第四、五腰椎间盘旁足太阳经络，下肢足太阳、少阳经络循行部位疼痛、麻木为次要病位，也要找到其相对最重的疼痛、压痛部位。颈椎病虽然有上肢症状，病位主要在颈椎旁足、手太阳经络，上肢、背部手三阳、太阴等经络循行部位疼痛、麻木为次要病位，也要找到其相对最重、较重的疼痛、压痛部位。有的病位就是一条带，如膝前外侧痛，压痛可能从足三里至髋关节呈带状，存在广泛压痛。

2. 远离经脉络脉病位

远离经脉循行、经筋分布路线的络脉，要根据距离相邻两经之间的远近确定横向病位和范围。如膝部髌骨下局限性疼痛、压痛，位居足太阴、阳明经之间，属于足太阴、阳明络脉病变，要明确是位居二经中间，还是偏近哪条经脉以及偏离的比例；再如增生性膝关节炎病变部位较大者，大腿部足厥阴、太阴、阳明、少阳经脉循行部位、远离经脉部位都有压痛，存在广泛的络脉病变。

3. 特殊结构病位

手掌指、足跖趾的辨证归经要同名经、同构相结合，其不但要找准纵向的位置，而且确定横向确切位置、大小，围绕掌指、跖趾的病痛位置、压痛位置确定精确的病痛点，如果纵向、横向的位置出现偏差，则影响治疗效果。

（三）再辨虚实

黄帝内经对应经穴针刺法对于经络病证虚实不同，针刺方法不同，所以要辨别疾病的虚实，实证宜用泻法，甚至针刺络穴、血络放血，即《内经》所言“血实宜决之”。虚证宜用补法，轻刺激，即《内经》所言“气虚宜掣引之”。辨别虚实一要看年龄、体质情况，年龄大、体质差者多虚证；年龄小、体质好者多实证。二要看经络阳性反应点是高起还是凹陷、拒按还是喜按、紧张还是松弛、较硬还是空虚等，高起、拒按、紧张、较硬者多实证；凹陷、喜按、松弛、空虚者多虚证。三要看舌象、脉象等，舌瘦小、色淡者多虚证；舌紫暗、有瘀斑、瘀点、舌苔厚腻者多实证；脉细、弱、沉多虚证，脉浮、滑、弦者多实证，应综合考虑。

（四）最后辨寒热

黄帝内经对应经穴针刺法适于经络病证，强调辨别病变所在经络、具体部位，一般不注重寒热。当然对于实热证，多用泻法或放血，寒证要久留针。

二、选择同名经络、穴位

（一）选择同名经络

1. 选择同名经脉

根据确定的经脉，选择其交叉对应同名经。如经脉循行路线比较规整，则其同名经比较好找，对于循行有差异的同名经，要注意上下肢对应部位的解剖、经脉循行差异以及阳性反应的程度，如足太阳经大腿部有两条经脉、手太阳经上臂经脉只有一条，经筋分布差别更大，要根据对应的大体位置、阳性反应确定同名经的精确位置。病变在几条经，就选择对应的几条同名经，多根据主次、轻重分别选取，也可同时选取，先选最主要经脉。如第四、五腰椎间盘突出首选同名手太阳、少阳经。肩周炎涉及手三阴三阳经络，以手阳明、太阴经为主，多选同名足阳明、足太阴经。

2. 选择同名络脉

经脉循行路线较浅部位的络脉病变，较好确定同名络脉。对于诸多经脉之外的络脉病变，选择同名络脉，络脉位置宽大且长，还要根据距离经脉的远近、部位大小、阳性反应情况，确定同名络脉的纵向精确位置。

3. 选择同构

手足等同名经循行有差别者，选择相同的结构，即同构。如手足厥阴经在手足部循行不同，手厥阴经循行中指，足厥阴经循行足大趾前外侧，治疗足中趾、足大趾病证，则分别选择足中趾、手拇指前外侧；手足阳明经在手足部循行不同，手阳明经循行示指前内侧，足阳明经循行足二趾前外侧，治疗手足阳明经病证，则分别选择足二趾前内侧、示指前外侧。

（二）选择同名经、同构穴位

1. 根据经络选择同名经穴位

根据病痛经络选择同名经相对应的穴位，对应关系是上对上、中对中、下对下，要找出精准穴区以及大小范围，穴位可以是腧穴、阿是穴，也可是络穴、血络、以痛为输等，穴位要有压痛等阳性反应，阳性反应越明显，疗效越好。如果阳性反应不明显，则上下、左右寻找；范围较小者，可以针刺 1 针，范围较大者，可以针刺 2 针、3 针，甚至多针。

2. 经脉之外的同名络脉穴位

经脉之外的同名络脉穴位一要确定横向距离二条经脉之间距离、比率，二要确定纵向的病位、大小，二者结合确定穴位准确坐标及大小范围。如膝部髌骨下局限性疼痛、压痛，要在肘关节稍下手太阴、阳明经之间根据是位居二经中间，还是偏近哪条经脉以及偏离的比率确定对应位置，按压最疼处就是治疗位置。

3. 根据同名经、同构选择穴位

手足部位由于结构稍有差别，对于三阴交以下手足三阴经对应关系，要根据经络循行、对应结构确定对应部位，不好找时，要在一定范围寻找阳性反应点。如踝关节以下足三阴经络穴位，商丘在内踝前下，中封在内踝前，太溪在内踝后，而腕关节手三阴经络穴位则全部在内侧，太渊在桡骨茎突内侧，大陵在桡骨、尺骨之间，神门在尺骨茎突内侧。掌跖、指趾部手足太阳、少阳、太阴经络较一致，少阴、厥阴、阳明经络分布不一致，主要根据对应解剖结构关系确定对应部位，如拇指指屈肌腱狭窄性腱鞘炎在对侧第一跖趾关节下寻找阳性压痛点，食指指屈肌腱狭窄性腱鞘炎在对侧第二跖趾关节下寻找阳性压痛点，中指末节关节痛在足三趾末节关节处寻找，反之亦然。

（三）根据病痛决定层次深浅

穴位层次深浅的选择要根据病痛部位压痛等层次深浅决定针刺的层次深浅。病痛在浅层针刺宜浅，病痛在中层针刺宜中层，病痛在深层针刺宜深，以气致病所，恰中其病，《素问·调经论第六十二》言：“病在肉，调之分肉；病在筋，调之筋；病在骨，调之骨。”为避免无的放矢，伤及无辜，《灵枢·官针第七》曰：“疾浅针深，内伤良肉，皮肤为痈；病深针浅，病气不泻，支为大脓。”

（四）放大区域选择穴位

黄帝内经对应经穴针刺法也可看成六经辨证，辨别病证分属于太阳、少阳、阳明、太阴、少阴、厥阴等六经病，针刺则是阳病治阴、阴病治阳、左取右、右取左、手取足、足取手的交叉取穴。首取同等对应部位（第一对应关系），如通过针刺治疗同等对应部位阳性反应点不明显或消失，症状又没有全消，可以在同名经大的范围寻找明显阳性反应点。如踝关节足太阴经络商丘部损伤疼痛，首选同名手太阴经络太渊部针刺，太渊部多有阳性反应，通过针刺太渊，阳性反应不明显，但踝部还有疼痛，可以选对侧手太阴经络肩部压痛等穴位。股骨头缺血性坏死首选同名手三阴三阳经络肩部、肩胛部压痛穴位针刺，还可以选对侧手三阴三阳经络腕部穴位等。

三、针刺治疗

针刺治疗首先要考虑最明显压痛点，兼顾病证虚实，以毫针针刺为主，实证可用三棱针、一次性采血针点刺放血等重刺激针法，“以泻其邪而出其血”（《灵枢·经脉第十》），吴崑在《针方六集》中说：“血实，邪气凝结于血，血瘀而实也，宜决破其经而出之。”虚证用轻刺激针法，多用毫针补法针刺，做到“气虚宜掣引之”，同名经对应针刺以泻实为主，也可直刺、斜刺与放血同时或交替运用，补虚较少，偶尔运用。

（一）毫针穴位直刺、斜刺

毫针穴位直刺、斜刺是黄帝内经对应经穴针刺法的主要刺法，根据穴位软组织厚薄和病位深浅，选择长短适宜的毫针针刺，每 5～10 分钟行针 1 次，一般留针 30 分钟，延长留针时间，疗效可有所提高。曾治疗一急性踝关节扭伤较重患者，留针长达 3 小时，结果一次治愈。

1. 腕踝、手足穴位针刺

腕踝、手足穴位用 0.5 寸、1 寸毫针直刺、斜刺，根据同名经、同构压痛等阳性反应及深浅，决定针刺深浅，多有酸痛感觉，可针刺 1 穴，也可 2～3 穴甚至更多，一般留针 30 分钟以上，行针时配合活动患处，以引导经气，使气至病所，1日1次，急性期、重病如肢体的急性损伤疼痛、关节感染较重，可延长针刺时间，也可1日2次。如典型病例踝关节扭伤的踝部肿痛、发热，辨为足少阳经络病，1寸毫针直刺同名经手少阳经络腕部压痛点阳池等，留针60分钟，局部发热消失，疼痛明显改善。

2. 肘膝、前臂、上臂、肩部穴位针刺

肘膝、前臂、上臂、肩部穴位用1.5寸、2寸毫针直刺、斜刺，根据同名经压痛等阳性反应及深浅，决定针刺深浅，可针刺1穴，也可2～3穴甚至更多，留针30分钟以上，行针时配合活动患处，1日1次。如膝关节疼痛，选择同名手经络对应肘部压痛穴位，90%以上病例在数秒钟内产生明显疗效。

3. 小腿、大腿

小腿、大腿下段穴位用2寸、3寸毫针直刺，根据同名经压痛等阳性反应及深浅，决定针刺深浅，可针刺1穴，也可2～3穴甚至更多，留针30分钟以上，行针时配合活动前臂、上臂，1日1次，多用于部分颈椎病及上臂、前臂的损伤等。

4. 髋部、臀部等穴位针刺

髋部、臀部、大腿上端穴位用3寸毫针直刺，根据压痛等阳性反应及深浅，决定针刺深浅，可针刺1穴，也可2～3穴甚至更多，留针30分钟以上，行针时配合活动患肩，1日1次，多用于肩周炎、肩部肌腱炎等。

（二）穴位点刺放血

同名经络井穴等络穴、血络点刺放血，是黄帝内经对应经穴针刺法的常用刺法，多配合毫针的直刺、斜刺，用于同名经络、脏腑瘀血证、实热证、经络瘀阻证等。

1. 井穴点刺放血

井穴可以选择1穴或多穴，用三棱针、一次性采血针点刺，深度约2毫米，三棱针1刺、一次性采血针2～3刺；用手挤血，血色变而止或血尽而止，出血量多在1毫升以内，针刺后配合患处的活动，一般2日1次，急性者1日1次，甚至1日2次。

2. 其他穴位点刺放血

除井穴以外的络穴也可点刺放血，阳性反应点用三棱针、一次性采血针点

刺深约 2 毫米，可 1 穴，也可 2～3 穴，可加拔火罐 5～8 分钟，出血量多在 5 毫升以内，2 日 1 次。

3. 血络点刺放血

对侧同名经寻找血络，可以是对应部位，也可以是上下其他部位，没有血络不取，血络外壁用三棱针 1 刺、一次性采血针 2～3 刺，细小血络也可用 0.5 寸毫针点刺，点刺深约 2 毫米。血络放血，血色变而止或血尽而止，出血量一般在 10 毫升以内，针刺后配合患处的活动，2 日 1 次。主要取足三阴三阳络脉血络，用于同名手经络、脏腑瘀血证、实热证、经络瘀阻证等。

4. 同名对应针刺出气血多少的规律

根据经络气血的多少决定针刺出气、血的多少，一般来说，刺阳明经络多出血气；刺太阳经络多出血少出气；刺少阳经络多出气少出血。《素问·血气形志第二十四》曰："刺阳明，出血气；刺太阳，出血恶气；刺少阳，出气恶血。"刺三阴经，出气血的多少与表里的阳经一致，即刺太阴经络多出血少出气，刺少阴经络多出血少出气，刺厥阴经络多出气少出血。《灵枢·五音五味第六十五》曰："夫人之常数……厥阴常多气少血，少阴常多血少气，太阴常多血少气。此天之常数也。"

出气血多少除经络特性气血多少外，还与血络充盈程度、血的颜色、病情轻重、虚实等有关。血络充盈重的多出血，血络充盈轻的少出血；血色紫暗的多出血，血色清淡的少出血；病情重的多出血，病情轻的少出血；实证多出血，虚证少出血，见血即止。

（三）粗毫针、圆利针针刺

久病患者或疑难病症需要较大的刺激量，需要用粗毫针、圆利针针刺，粗毫针用力刺入、圆利针用力旋转进针，刺入穴区，刺至所需的深度后，退至皮下，再往左右、上下针刺，以避免多次刺皮引起疼痛，可以刺至穴区软组织间，也可深刺至骨，刺激骨膜，不留针，3～5 天 1 次。

（四）第二次针刺及以后治疗

第二次针刺多选上次选择的点，也可另外选择同名经其他对应关系反应点，其他对应关系先后一般按针刺的先后关系，但要以阳性反应明显为要，选压痛等阳性反应最明显之处，以后各次治疗同样道理。

（五）黄帝内经对应经穴针刺法配合患处的活动

黄帝内经对应经穴针刺法由于不针刺患处，所以可以边针刺行针边活动患处。损伤性疾病疼痛较重者，可以轻度活动。脏腑病证则需要配合呼吸运动，引导经气，使气至病所，以加强调节作用和针刺效果，此为黄帝内经对应经穴针刺法的特点和优势。

（六）针刺次数

黄帝内经对应经穴针刺法多有较快、较好疗效，尤其急性轻症患者，多可一次治愈。治愈需要的针刺次数与病情轻重、病程长短、体质强弱等有关，一般病症可7～10次治愈，顽固性疾病患者，针刺次数更多，如颈、腰椎管狭窄、股骨头缺血性坏死、强直性脊柱炎、脊髓型颈椎病、膝关节慢性滑囊液等，只作为次要配合疗法。也可参考《内经》针刺次数，如《灵枢・寿夭刚柔第六》曰："病九日者，三刺而已；病一月者，十刺而已。多少远近，以此衰之。"《素问・缪刺论第六十三》曰："邪客于五脏之间，其病也，脉引而痛，时来时止，视其病，缪刺之于手足爪甲上，视其脉，出其血，间日一刺，一刺不已，五刺已。"

黄帝内经对应经穴针刺法多有较快、较好疗效，但不是万能的，如果针刺二次后效果不明显，可能病情较重，也可能同名经没有邪气传播、倾移，不是对应经穴针刺法的适应证，应配合或选用其他疗法。

（七）其他对应疗法

对于畏针者或没有针具时，也可用其他对应疗法，如同名经、同构对应穴位手指按压，病情较轻的通过对应穴位手指按压即可解决问题。也可对应穴区行皮内针、刮痧、拔火罐等治疗，也有疗效，也可在医务人员帮助下自我治疗、保健。

四、黄帝内经对应经穴针刺法与巨刺、缪刺的区别

黄帝内经对应经穴针刺法与巨刺、缪刺等有相同之处，但又不同于巨刺、缪刺，应注意区别。

（一）同名经对应经穴针刺法与巨刺的区别

黄帝内经对应经穴针刺法与巨刺都是针刺对侧，治疗经脉病，巨刺取的可以是对侧本经，也可以是同名经，治疗的是经脉病；黄帝内经对应经穴针刺法只取对侧交叉的同名经，可用于经脉病，也可用于络脉、经筋病（表 4-1）。

表 4-1　黄帝内经对应经穴针刺法与巨刺的区别

项目	黄帝内经对应经穴针刺法	巨刺
病理	经络左右上下联系、倾移	经脉左盛则右病、右盛则左病
病位	经脉、络脉、经筋	经脉
脉搏改变	经脉病有、络脉、经筋病无	有
针刺对侧方法	左右、上下交叉	以左取右、以右取左、可上下交叉
机理	从阴引阳、从阳引阴、以左治右、以右治左，同构、同气、同性、同向、同频、同盛衰相求、恢复倾移	左病治右、右病治左
针刺部位	腧穴、络穴、血络、以痛为输	经穴、阿是穴
针具	毫针、三棱针、一次性采血针等	毫针
针刺方法	直刺、斜刺、点刺	直刺、斜刺
出血	直刺、斜刺不出血、点刺可出血	不出血
留针	多留针、可不留针	留针
病证	经脉、络脉、经筋病	经脉病

（二）黄帝内经对应经穴针刺法与缪刺区别

黄帝内经对应经穴针刺法与缪刺都是针刺对侧，用于络脉病，缪刺取的可以是对侧本络脉络穴、血络，也可以是同名络脉络穴、血络，治疗的是奇邪病；黄帝内经对应经穴针刺法只取对侧上下的同名经，可用于络脉病，也可用于经脉、经筋病（表 4-2）。

表 4-2　黄帝内经对应经穴针刺法与缪刺的区别

项目	黄帝内经对应经穴针刺法	缪刺
病因	外感、内生邪气、经络功能失调	外感、内生奇邪
病理	经络左右上下联系、机体倾移	奇邪左右上下流溢、流注
病位	经脉、络脉、经筋	络脉
病位深浅	多深	多浅

续表

项目	黄帝内经对应经穴针刺法	缪刺
脉搏改变	多有	无
针刺对侧方法	左右上下交叉	左取右、右取左、可上下交叉
针刺部位	经穴、络穴、血络、以痛为输	络穴、血络
针具	毫针、三棱针	三棱针、毫针
针刺方法	多直刺、斜刺	多点刺
针刺深浅	较深	多浅
出血	多不出血	多出血
留针	多留针	可留针
病证	经脉、络脉、经筋病	奇邪络脉病

五、治疗原则

（一）黄帝内经对应经穴针刺法适于病位明确的病证

黄帝内经对应经穴针刺法适于病位明确的病证，如肢体疼痛的筋骨损伤病证、风湿痹病证，部分内科病证部位不确切，不好诊断病变经络，无法选取同名经对应部位。五官病证经络分布密集，如耳前有足阳明、少阳、手太阳经，耳上、耳后有手足少阳经等，不好分辨病变经络，也不好选取同名经对应部位，只能根据手足经络上的阳性反应点选取，为了避免遗漏，可选多经穴位。

（二）左右同名经对应经穴有主次之分

同名经针刺部位具有主次、先后对应关系，但针刺先后只是大体划分，临床应根据具体病情、阳性反应而定，先后顺序可有所调整，也可只选用一个主要层次治疗。

（三）阳性反应为选取针刺部位的重要指征

对应穴位阳性反应是病变在经络的表现，其程度反映了病情的轻重，也反映了经络失调、倾移的部位及程度，是选取针刺部位最重要的指征。如对应部位没有阳性反应，说明经络失调的部位不在此处，此处没有邪气流注、倾移，针刺疗效多欠佳，一般不取。针刺过程中，阳性反应是否减轻、消失，也是检验疗效的指标之一。

（四）掌握好针刺深浅、补泻

根据病痛、压痛深浅确定针刺深浅，病痛深应深刺，病痛浅应浅刺。同时根据病证虚实确定针刺补泻，虽然病痛多实证，以泻为主，但也有部分为虚证或虚实夹杂，应运用补法。

（五）黄帝内经对应经穴针刺法以直刺、斜刺为主

黄帝内经对应经穴针刺法主体部位是经脉腧穴，针刺以直刺、斜刺为主，络穴、血络点刺放血为辅。顽固者粗毫针、圆利针甚至小针刀直刺、斜刺，可针刺至骨，刺激骨膜、骨质。

（六）病变深浅决定针刺深浅

病变深浅与针刺深浅相一致，病变深浅决定针刺深浅，病变浅的针刺宜浅，病变深的针刺宜深。

（七）取穴宜少

黄帝内经对应经穴针刺法多取一穴，多个阳性反应点或多经络病证，宜分次依次治疗，也可取 2～3 个穴位。

（八）黄帝内经对应经穴针刺法配合其他疗法

起效快是黄帝内经对应经穴针刺法的特色，绝大多数患者针刺入体内后症状即有缓解，产生疗效。少数患者起效较慢，针刺入体内后逐渐产生疗效。

黄帝内经对应经穴针刺法虽然多有较快、较好的疗效，但不能解决所有问题。对于疗效不明显或虽然有效，但进展不明显者，单靠黄帝内经对应经穴针刺法不能明显缓解症状或治愈，临床上也可配合或选取本经循经取穴、表里经取穴、生克经取穴、局部取穴、九针、小针刀、药物甚至手术等，综合诊治。

如果使用黄帝内经对应经穴针刺法针刺两次后效果不明显，应及时更换其他疗法。

六、主治病证

黄帝内经对应经穴针刺法适用于病位局限、明确的病证，可以是肢体病证，也可以是脏腑、五官等病证。对于任、督二脉病证，可以“从阴引阳，从阳引阴”，任脉病证针刺督脉穴位，督脉病证针刺任脉穴位。也可在十二经脉中找任督脉的交会穴，男左女右，所以黄帝内经对应经穴针刺法基本适于所有病证。

（一）筋骨损伤病证

筋骨损伤病证或由损伤、劳损引起，或由外邪侵袭所致，或由七情内伤导致等。外感、内生、七情之邪在经络中左右流注、倾移，病痛出现在左而病邪多在右，病痛出现在右而病邪多在左，引起对侧肢体的疼痛，治疗当取病痛对侧同名经、同构的对应腧穴、络穴、以痛为输等阳性穴位。

（二）内科病证

内科病证由七情、外感、内生等之邪在经络中左右流注、倾移，病痛出现在左而病邪多在右，出现在右而病邪多在左，引起内科病证，治疗也取病痛对侧同名对应经腧穴、络穴、以痛为输等阳性部位。

（三）风湿痹病证

风湿痹病证患者多体质虚弱，多有风寒湿等外邪侵袭，邪气在经络中左右流注、倾移，疼痛出现在左而病邪多在右，疼痛出现在右而病邪多在左，引起全身多部位的疼痛。

（四）五官病证

包括面瘫、三叉神经痛等病。

（五）其他病证

包括骨折、感染性关节炎、甲沟炎、湿疹、痛经等病。

七、注意事项

（一）精准找对应部位

黄帝内经对应经穴针刺法的关键是选穴正确、精确，也就是同性、同气、同向、同力、同频、同盛衰的对应精确部位，只有部位精准，才有较好的疗效。

（二）出血性疾病不能运用

血友病、再生障碍性贫血等出血性疾病不能应用针刺法治疗，以防造成出血不止。如确需要则用细小针具，出针后及时按压针孔。

（三）皮损、感染者不能运用

局部有皮损或感染者不能用针刺法治疗，以防发生感染。如需针刺，则在所取穴位上下或其他部位寻找阳性反应点。

（四）重病慎用

高血压、心脏病患者要慎用针刺法，以免出现并发症。

第五章

黄帝内经对应经穴针刺法的临床应用

第一节 筋骨损伤病证

筋骨损伤病证是黄帝内经对应经穴针刺法治疗病证的主体，因肢体疼痛等病位明确，同名经、同构对应病位压痛等阳性反应明显，多可取得较快、较好的疗效。

一、落枕

落枕是睡眠后，颈部出现以酸痛、活动不利为主的病证，好发于青壮年。通常由于睡眠时颈部姿势不当或颈部肌肉过度拉伸所致。本病属于伤筋范畴。

（一）病因病机

1. 相关经脉、经筋、络脉

落枕涉及手太阳、手少阳、足太阳、足少阳经脉、络脉、经筋，通过经脉、络脉、经筋的循行、交会等加强左右、上下之间的联系。

（1）经脉　左右手足太阳、少阳经脉于脏腑、前后正中部位相交，通过脏腑、前后正中部位加强了左右经脉的联系，同时足太阳经循行颈后，手太阳和手足少阳经循行颈侧，手足太阳、少阳经脉还通过任督二脉相交会，如左右手太阳经交会中脘、上脘；左右手太阳经脉、手少阳经脉、足太阴经脉交会膻中；左右足少阳经脉交会长强；左右足太阳经交会陶道、脑户、百会；左右手足三阳经脉交会大椎；左右足太阳经脉交会神庭。

（2）经筋　手足太阳、少阳经筋通过共同循行于脊、维筋相交等，加强左右联系，同时足太阳经筋上夹脊，上项，其病项部筋急；足少阳经筋上出腋，贯缺盆，出太阳之前，循耳后，其病上引缺盆、膺乳、颈，维筋急，从左至右，右目不开，上过右角，并跻脉而行，左络于右，故伤左角，右足不用，即维筋相交；手太阳经筋上绕肩胛、循颈，出走太阳之前，结于耳后完骨，其病绕肩胛引颈而痛；手少阳经筋上肩，走颈。

(3）络脉　手足太阳、少阳络脉随经脉、经筋横行颈肩部、上肢外侧、下肢外侧、后侧，其血络反映了手足太阳、少阳络脉瘀滞状况，也可有络穴受累。

2. 经络病因病机

颈胸结合部活动量大，加之生活中的不良习惯，如趴在桌上休息，或晚上睡觉时不关窗，或过度使用空调、风扇，易使颈部受到损伤。外感、内生邪气在手、足太阳、少阳经脉、络脉、经筋中左右传播、流溢、流注、倾移，引起颈肩部拘急疼痛、活动受限。邪在右侧症状出现在左侧，邪在左侧症状出现在右侧。

（二）诊断

1. 病史

有睡眠姿势不良或感受风寒史。

2. 症状

起床后感觉颈后部、上背部疼痛不适，以一侧为多，或有两侧俱痛者，或一侧重，一侧轻，甚至累及肩部及胸背部，由于疼痛，使颈项活动不利，不能自由旋转，严重者俯仰也有困难。急性发病，睡眠后一侧颈部出现疼痛、酸胀，可向上肢或背部放射，活动时伤侧疼痛加剧，严重者头部歪向病侧，有些病例进行性加重，甚至累及肩部及胸背部。

3. 体征

患侧常有颈肌紧张、痉挛，胸锁乳突肌、斜方肌、菱形肌及肩胛提肌等处压痛，肌肉紧张处可触及肿块和条索状物等。

（三）治疗

根据落枕颈背疼痛部位确定病变经络，足太阳经循行颈后，手、足少阳和手阳明、手太阳循行颈侧，取对侧同名经手足太阳、手足少阳、足阳明等经的压痛等阳性反应穴位，少数为一条经络，多为两条或多条经络。

1. 第一对应关系（腕踝部穴位）

（1）部位　颈后痛取对侧手太阳腕部阳谷等对应压痛点，颈侧痛取对侧手少阳、足少阳、足太阳、足阳明经脉腕踝部阳池、丘墟、昆仑、解溪等对应压痛点。

（2）刺法　以 1 寸毫针直刺对应压痛点，刺入后或行针活动颈背部，留针 30 分钟，1 天 1 次。

2. 第二对应关系（井穴）

（1）部位　颈后痛取手太阳经井穴少泽，颈侧痛取手少阳、足少阳、手阳明、手太阳经井穴关冲、足窍阴、厉兑、至阴等。

（2）刺法　用三棱针、一次性采血针点刺放血，用手挤血，2 天 1 次。

（四）典型病例

欧某某，女，27 岁，左颈背疼痛 5 小时。患者 5 小时前晨起左颈背疼痛，仰头加重。查左颈部、肩胛内上压痛，诊断为落枕（左），辨为手、足太阳经病。取右侧同名手、足太阳经穴位后溪、阳谷、申脉、昆仑、阿是穴等压痛穴位针刺，留针 30 分钟，同名手、足太阳经井穴少泽、至阴三棱针点刺放血，用手挤血，嘱其活动右颈背，当即左颈背疼痛减轻，可俯仰活动，第 2 天随访，完全恢复。

二、颈椎病

颈椎病是由于人体颈椎间盘发生退行性变、颈椎骨质增生，刺激、压迫颈部脊髓、神经、血管而引起的一系列症状和体征。本病为临床常见病、多发病，有逐渐增多的趋势，属于痹证、痿证、头痛、眩晕、项强等范畴。

（一）病因病机

1. 相关经脉、经筋、络脉

颈椎病涉及手三阴三阳经脉、络脉、经筋，个别涉及足太阳、足少阳经脉、络脉、经筋，通过手足三阴三阳经脉、络脉、经筋循行、交会等加强左右上下之间的联系。

（1）经脉　手三阴三阳、足太阳、足少阳经脉于脏腑、前后正中部位相交，通过脏腑、前后正中部位加强了左右经脉的联系。如左右手太阳经脉、足阳明经脉交会中脘、上脘；左右手太阳经脉、手少阳经脉交会膻中；左右足少阳经脉交会长强；左右足太阳经脉交会陶道、脑户、百会；左右手足三阳经脉交会大椎；左右足太阳、足阳明经脉交会神庭；左右手足阳明经脉交会水沟，等等。此外，左右手阳明经脉通过人中相交。

同时手三阴三阳、足太阳、足少阳经脉循行于颈、上肢，手太阴经循行上肢内侧前缘，其病臑臂内前廉痛厥，气盛有余则肩背痛，气虚则肩背痛寒；手阳明经出髃骨之前廉，上出于柱骨之会上，从缺盆上颈贯颊，其病颈肿；足阳明经从大迎前下人迎，循喉咙，入缺盆；手少阴经下出腋下，下循臑内后廉，行太阴、心主之后，下肘内，循臂内后廉，抵掌后锐骨之端，入掌内后廉，其病臑臂内后廉痛厥；手太阳经绕肩胛，交肩上，从缺盆循颈上颊，其病颈、颔、肩、臑、肘、臂外后廉痛；足太阳经还出别下项，循肩髆内，其病项、背皆痛；手厥阴经下腋三寸，上抵腋，下循臑内，行太阴、少阴之间，入肘中，下臂，行两筋之间，入掌中，循中指出其端，其病臂肘挛急；手少阳经循臑外上肩，而交出足少阳之后，入缺盆，其病肩、臑、肘、臂外皆痛；足少阳经循颈行手少阳之前，至肩上，下颈，合缺盆。

（2）经筋　手三阴三阳、足太阳、少阳经筋通过交会于脊、维筋相交、左右经筋力的协调，加强左右经筋的联系。同时足太阳经筋上夹脊，上项，结于枕骨，其支者，入腋下，上出缺盆，上结于完骨，其病项筋急；足少阳经筋其病颈、维筋急；手太阳经筋后走腋后廉，上绕肩胛，循颈，出走太阳之前，结于耳后完骨，其病小指支肘内锐骨后廉痛，循臂阴入腋下，腋下痛，腋后廉痛，绕肩胛引颈而痛；手少阳经筋上肩，走颈，其病当所过者即支转筋；手阳明经筋绕肩胛，夹脊；直者，从肩髃上颈，其病当所过者肢痛及转筋，肩不举，颈不可左右视。

（3）络脉　手足三阴三阳络脉横行颈肩部、上下肢，加强了机体左右、上下络脉的联系，其血络反映了手足三阴三阳络脉瘀滞状况，也可有络穴受累。

2. 经络病因病机

头颈、颈胸结合部活动量大，加之生活中的不良习惯，使颈肩背部易于受到损伤。外伤、慢性劳损等使颈部损伤，血溢脉外，痹阻经络；外感、内生邪气在手足三阳三阴经脉、络脉、经筋中左右传播、流溢、流注、倾移，正气不足，筋脉失养，引起颈肩部拘急疼痛、活动受限。可为颈、上肢症状，也可影响内脏、头面，出现躯体症状和头面症状；脊髓型颈椎病还会出现下肢症状。

（二）诊断

颈椎病根据病变受压组织的不同及病变部位、病变范围不同，临床症状也不相同。通常将颈椎病分为颈型、神经根型、椎动脉型、交感神经型、脊髓型颈椎病5种类型，其中以神经根型最为常见，约占颈椎病总数的60%。

1. 颈型颈椎病

（1）症状　枕、颈、肩部酸、痛、胀，颈部肌肉僵硬，屈伸、旋转等活动受限，颈部活动时，躯干可同时活动，头痛、头后部麻木、头晕。少数患者出现臂、手疼痛、麻木，但咳嗽、喷嚏不加重。

（2）体征　颈部强迫体位、活动受限，病变肌肉紧张、痉挛，局部压痛。

（3）影像学检查　X线检查颈椎生理曲度变直，小关节移位、增生，椎间隙变窄。

2. 神经根型颈椎病

（1）症状　颈、肩、臂疼痛，轻者仅酸痛，重者可剧痛难忍，彻夜不眠，疼痛呈阵发性加剧，多伴有麻木、无力，上肢麻木、疼痛呈颈神经支配区域分布，部位固定，界限清楚。咳嗽、深呼吸、喷嚏、颈部活动时，患肢症状可诱发或加重，日久上肢肌肉可有萎缩。

（2）体征　颈部活动受限，病变棘突旁压痛并向患肢放射，患肢也可出现反射性压痛。椎间孔挤压试验、臂丛神经牵拉试验阳性，受累神经支配区域皮肤感觉减退、肌肉可萎缩、肌力减弱。

（3）影像学检查　X线检查颈椎生理曲度变直或消失、棘突偏歪、钩椎增生、椎间孔变小、椎间隙变窄，以上改变可部分或同时出现。MRI检查可以看到颈部的椎间盘膨出、突出甚至脱出，游离到椎管内。

3. 椎动脉型颈椎病

（1）症状　眩晕呈旋转性、浮动性、一过性，有倾斜感、移动感，可因转动颈部诱发或加重，可伴有耳鸣、耳聋、视物模糊、记忆力减退等。猝倒前无预兆，多在头部突然旋转或屈伸时突然下肢无力而跌倒，瞬间即清醒，可立即起身活动。头痛多位于枕部、顶枕部，多为单侧，呈胀痛、跳痛，常因转头而诱发。部分可有恶心、呕吐、上腹部不适、心悸、胸闷、多汗、声音嘶哑、吞咽困难等。

（2）体征　椎动脉扭曲试验阳性。

（3）影像学检查　X线检查可见钩椎关节增生、椎间孔狭窄、椎体不稳等。

4. 交感神经型颈椎病

（1）症状　颈枕痛或偏头痛、头晕、头沉，眼胀、视物模糊、流泪、眼睑无力、视力减退，咽部不适、有异物感，鼻塞、喷嚏，耳鸣、耳聋，舌尖麻木、牙痛，胸闷、心悸、心痛、失眠，哮喘，恶心、呕吐、腹泻、便秘，尿频、尿急、排尿困难，极少肢体麻木、遇冷加重，或呈间歇性皮肤发红、发热、肿胀，多汗或无汗。

（2）体征　颈部可有压痛，可出现霍纳综合征，表现为同侧瞳孔缩小、眼睑下垂、眼球内陷等。

（3）影像学检查　X线检查可见寰枢椎半脱位、颈椎旋转移位、骨质增生等。

5. 脊髓型颈椎病

（1）症状　疼痛多不明显，下肢可见麻木无力、沉重、发紫、怕冷、酸胀、水肿、站立不稳、步履蹒跚、闭目行走摇摆、脚尖不能离地、颤抖，重者腰背、腹部麻木，指鼻试验、跟膝胫试验阳性，可有尿急、排尿不尽、尿潴留、便秘或排便不畅。

（2）体征　屈颈试验阳性，浅反射迟钝或消失，深反射亢进。

（3）影像学检查　X线检查可见颈椎生理曲度变直或向后成角，椎间隙变窄、椎体退变增生、后纵韧带钙化，先天性椎体融合等。CT检查可见椎体后骨刺、椎间盘向后突出、脱出，后纵韧带钙化、黄韧带钙化等。磁共振成像（MRI）检查可见脊髓受压明显，多因骨刺、椎间盘、黄韧带肥厚引起。

临床上此5型可单独出现，但多数情况下是2种或两种以上的复合出现，多数症状较为典型，少数不典型，如交感神经型颈椎病可无颈部症状，只有内脏功能失调或五官症状，椎动脉型颈椎病有头部症状等。

（三）辨证分经

颈、上肢有手三阴三阳经、足太阳经、督脉等循行，根据颈椎病的症状进行辨证分经，循经治疗，可使治疗更有针对性。临床上颈椎病可为一经病，但多数为数经并病。脊髓型颈椎病还涉及足三阴三阳经。

（1）督脉病　头枕部、颈部疼痛、沉紧、麻木，颈屈伸不利，头枕后部、颈后正中部可有压痛。

（2）手阳明经病　颈外侧、肩、上肢前外侧、食指疼痛、麻木，颈侧屈不利，可向上肢放射，颈外侧、上肢前外侧压痛，上肢活动无力。

（3）手少阳经病　颈外侧疼痛、压痛，颈侧屈不利，枕部可疼痛沉重，向头侧放射，上肢外侧疼痛、麻木，可向中指、环指放射，上肢外侧中间可有压痛。

（4）手太阳经病　颈后外侧疼痛、压痛，颈屈伸、侧屈不利，上背、肩胛部酸楚疼痛、压痛，上臂后侧、前臂背面尺侧疼痛，可连及小指，头过伸诸症加重，前臂背面尺侧、小指麻木、活动无力。

（5）手太阴经病　肩前内侧疼痛酸楚，上及缺盆、下向上臂内侧前缘放射，可至拇指，上臂内侧、前臂桡侧、拇指麻木、无力，肩前部可有压痛，颈可有疼痛。

（6）手少阴经病　肩前内侧疼痛酸楚，向下放射至上臂内侧后缘、前臂内侧后缘，前臂内侧后缘、掌、小指疼痛、麻木、无力。

（7）足太阳经病　颈部酸楚疼痛，头枕部疼痛、麻木，颈屈伸不利，头、颈背可有压痛。

（四）治疗

颈椎病为黄帝内经对应经穴针刺法的适宜病证，可由颈、肩、臂疼痛部位确定病变经络，多为手三阴三阳、足太阳、少阳经络病变，少数为一条经络，多为多条经络，选取同名经对应压痛等阳性反应穴位针刺，多有较快、较好的疗效。脊髓型颈椎病可配合其他针刺法，对应经穴针刺法效果不理想者，也可配合局部针刺。

1. 颈型颈椎病

颈型颈椎病经络以足太阳经、督脉为主，涉及手少阳、手太阳经，针刺其同名对应穴位。

（1）第一对应关系（踝腕部反应点）

① 部位：对侧手足太阳、足少阳经络踝、腕部昆仑、阳谷、丘墟等对应压痛点。

② 刺法：用 1 寸毫针直刺或斜刺入软组织间，刺入后或行针活动患颈，

留针 30 分钟，1 天 1 次。

（2）第二对应关系（对应井穴）

① 部位：对侧手足太阳、足少阳经井穴少泽、至阴、足窍阴等。

② 刺法：用三棱针、一次性采血针点刺放血，用手挤血，血色变而止或血尽而止，多个络穴依次点刺，2 天 1 次。

（3）第三对应关系（对应任脉曲骨等压痛反应点）

① 部位：前侧任脉曲骨等压痛反应点。

② 刺法：用 30 号或 25 号 1 寸毫针针刺，留针 30 分钟，1 天 1 次。

（4）第四对应关系（其他对应反应点）

① 部位：对侧手足太阳、足少阳经络循行线上其他压痛反应点。

② 刺法：用 1.5～2 寸毫针刺入后或行针活动患颈，留针 30 分钟，1 天 1 次。

（5）第五对应关系（对应反应血络）

① 部位：对侧手足太阳、足少阳络脉循行线上或附近的血络。

② 刺法：用三棱针、一次性采血针点刺放血，血色变而止或血尽而止，多个血络依次点刺，2 天 1 次，一般 1～2 次即可。

2. 神经根型颈椎病

神经根型颈椎病症状为颈、肩、上臂、前臂、手、指等，临床最常见，多涉及手三阴三阳、足太阳、足少阳、督脉经络，以手三阳、手太阴为主，部位较多且每个患者涉及经络不一致，应仔细辨证归经，选择相应腧穴、络穴、血络、以痛为输。

（1）第一对应关系（踝、腕部反应点）

① 部位：对侧足三阳、足三阴、手太阳、少阳经络踝、腕部解溪、丘墟、昆仑、商丘、中封、照海、阳谷、阳池等对应压痛点。

② 刺法：用 1 寸毫针直刺或斜刺入软组织间，刺入后或行针活动患颈、背、上肢，留针 30 分钟，1 天 1 次。

（2）第二对应关系（对应井穴）

① 部位：对侧足三阳、足太阴、足厥阴、手太阳、手少阳经络井穴厉兑、至阴、足窍阴、隐白、大敦、少泽、关冲等。

② 刺法：用三棱针、一次性采血针点刺放血，用手挤血，血色变而止或血尽而止，多个络穴依次点刺，2 天 1 次。

(3) 第三对应关系（对应反应血络）

① 部位：对侧足三阳、足三阴、手太阳、手少阳络脉循行线上或附近的血络。

② 刺法：用三棱针、一次性采血针点刺放血，血色变而止或血尽而止，多个血络依次点刺，2天1次，一般1～2次即可。

(4) 第四对应关系（对应任脉压痛反应点）

① 部位：前侧任脉曲骨等压痛反应点。

② 刺法：用30号或25号1寸毫针针刺，留针30分钟，1天1次。

(5) 第五对应关系（对应其他反应点）

① 部位：对侧足三阳、足三阴、手太阳、少阳经络循行线上其他压痛反应点。

② 刺法：用1.5～2寸毫针刺入后或行针活动患颈、背、上肢，留针30分钟，1天1次。

(6) 第六对应关系（对应穴位点刺放血）

① 部位：对侧足三阳、足三阴、手太阳、少阳经络循行线上对应压痛穴位。

② 刺法：用三棱针、一次性采血针点刺放血，血色变而止或血尽而止。也可加拔火罐8～10分钟，2天1次。

(7) 第七对应关系（对应髋关节反应点）

① 部位：病痛对侧足三阳、足三阴、手太阳、少阳经络髋部髀关、箕门、秩边、阴廉、环跳、臑俞、肩贞、肩髎、阿是穴等对应压痛点。

② 刺法：用2～3寸毫针直刺，刺入软组织间，病重可刺至骨膜，刺入后或行针活动患颈、背、上肢，留针30分钟，1天1次。

3. 椎动脉型颈椎病

(1) 第一对应关系（踝腕部反应点）

① 部位：对侧手足太阳、少阳经络踝、腕部昆仑、阳谷、腕骨、丘墟、阳池等对应压痛点。

② 刺法：用1寸毫针直刺或斜刺入软组织间，刺入后或行针活动患颈，留针30分钟，1天1次。

(2) 第二对应关系（对应井穴）

① 部位：对侧手足太阳、少阳经络井穴至阴、少泽、足窍阴、关冲等。

② 刺法：用三棱针、一次性采血针点刺放血，用手挤血，血色变而止或

血尽而止，多个络穴，依次点刺，1 天 1 次。

(3) 第三对应关系（对应反应血络）

① 部位：对侧手足太阳、少阳络脉循行线上或附近的血络。

② 刺法：用三棱针、一次性采血针点刺放血，血色变而止或血尽而止，多个血络依次点刺，2 天 1 次，一般 1～2 次即可。

(4) 第四对应关系（其他对应反应点）

① 部位：对侧手足太阳、少阳经络循行线上压痛反应点。

② 刺法：用 1.5～2 寸毫针针刺，刺入后或行针活动患颈部，留针 30 分钟，1 天 1 次。

(5) 第五对应关系（对应任脉上压痛反应点）

① 部位：前侧任脉曲骨等压痛反应点。

② 刺法：用 30 号或 25 号 1 寸毫针针刺，留针 30 分钟，1 天 1 次。

4. 交感神经型颈椎病

交感神经型颈椎病有脏腑、头面症状，要辨别病变脏腑、经络，选择相应经络对侧同名经针刺，也可配合所属脏腑的俞募穴针刺，左右不明显者双侧针刺。

(1) 第一对应关系（腕踝部反应点）

① 部位：对侧手足三阳、三阴经络踝、腕部中封、商丘、太溪、丘墟、昆仑、阳谷、太渊、神门、大陵等对应压痛点。

② 刺法：用 1 寸毫针直刺或斜刺入软组织间，刺入后或行针活动患肩部，留针 30 分钟，1 天 1 次。

(2) 第二对应关系（对应井穴）

① 部位：对侧手足三阴、足三阳经络井穴隐白、大敦、涌泉、少商、少冲、中冲、至阴、厉兑、足窍阴等。

② 刺法：用三棱针、一次性采血针点刺放血，用手挤血，血色变而止或血尽而止，多个络穴，依次点刺，1 天 1 次。

(3) 第三对应关系（对应反应血络）

① 部位：对侧手足三阳、三阴络脉循行线上或附近的血络。

② 刺法：用三棱针、一次性采血针点刺放血，血色变而止或血尽而止，多个血络依次点刺，2 天 1 次，一般 1～2 次即可。

(4) 第四对应关系（其他对应反应点针刺）

① 部位：对侧手足三阳、三阴经络循行线上压痛反应点。

② 刺法：用1.5～2寸毫针刺入后或行针活动患肩部，留针30分钟，1天1次。对侧手足三阳、三阴经络循行线上的对应压痛穴位，用三棱针、一次性采血针点刺放血，血色变而止或血尽而止，也可加拔火罐8～10分钟，2天1次。

(5) 第五对应关系（对应任脉上压痛反应点）

① 部位：前侧任脉曲骨等压痛反应点。

② 刺法：用30号或25号1寸毫针针刺，留针30分钟，1天1次。

(6) 第六对应关系（对应背俞穴反应点）

① 部位：对侧背俞穴心俞、肺俞、肝俞、脾俞、肾俞、胃俞等对应压痛点。

② 刺法：用1.5寸毫针向内斜刺，留针30分钟，1天1次。

5. 脊髓型颈椎病

脊髓型颈椎病症状为部位颈、下肢等，涉及足三阴三阳、督脉经络，同名对应手三阴、三阳、任脉针刺法多作为辅助疗法，脊髓型颈椎病较重，针刺时间要长，坚持治疗。

(1) 第一对应关系（对应任脉等压痛反应点）

① 部位：前侧任脉曲骨等压痛反应点。

② 刺法：用毫针针刺，留针30分钟，1天1次。

(2) 第二对应关系（对应腕关节反应点）

① 部位：对侧手三阴、三阳经络腕部阳溪、阳池、腕骨、阳谷、大陵、太渊、神门等对应压痛点。

② 刺法：用1寸毫针直刺、斜刺入软组织间，刺入后或行针活动患肩部，留针30分钟，1天1次。

(3) 第三对应关系（对应井穴）

① 部位：对侧手三阴、三阳经络井穴少商、商阳、中冲、关冲、少冲、少泽等。

② 刺法：用三棱针、一次性采血针点刺放血，用手挤血，血色变而止或血尽而止，2天1次。

(4) 第四对应关系（对应反应血络）

① 部位：对侧手三阴、三阳络脉循行线上或附近的血络。

② 刺法：用三棱针、一次性采血针点刺放血，血色变而止或血尽而止，2天1次，一般1～2次即可。

（5）第五对应关系（其他对应反应点）

① 部位：对侧手三阴、三阳经络循行线上压痛反应点。

② 刺法：用1.5～2寸毫针刺入后或行针活动患肩部，留针30分钟，1天1次。

（五）典型病例

李某某，女，45岁，颈、左肩臂痛麻2个月。患者2个月前颈、左肩臂疼痛、麻木，开始症状较轻，疼痛逐渐加重，现颈部、左肩胛部、上臂后侧疼痛、麻木，左颈部、肩胛部、上臂后侧压痛，以肩胛骨内上角、冈下窝明显，向左侧屈颈诸症加重，诊断为神经根型颈椎病，辨为手、足太阳督脉经病，给予同名足、手太阳经及任脉针刺治疗，取右侧同名太阳经踝腕部压痛穴位昆仑、申脉、束骨、后溪、阳谷，臀部、大腿后侧压痛点及前侧任脉曲骨压痛点，用毫针分别针刺30分钟，同名井穴至阴、少冲三棱针点刺放血，用手挤血，腘窝血络三棱针点刺放血，血尽而止。针刺后疼痛明显减轻。上述刺法交替进行，以足部穴位为主，1天1次，每刺入后或行针活动患颈肩，共治疗12次，疼痛、麻木消失，1个月后随访，无复发。

三、肩周炎

肩周炎全称肩关节周围炎，以肩部疼痛，夜间为甚，逐渐加重，肩关节功能活动受限为主要临床表现，又称冻结肩、五十肩、肩凝证等，是发生于肩关节及周围软组织的慢性非特异性炎症。为临床常见病、多发病。

（一）病因病机

1. 相关经脉、经筋、络脉

肩部涉及手三阴三阳经脉、络脉、经筋，个别涉及足太阳经。通过手、足三阴三阳经脉、络脉、经筋循行、交会等加强左右、上下之间的联系。

（1）手三阴三阳经脉循行、主病　手三阴三阳经脉于脏腑、前后正中部位相交，通过脏腑、前后正中部位加强了左右经脉的联系。同时，手太阴经循行肩、上臂前内侧，手太阴经不通，可出现肩、臂前内侧疼痛等；手阳明经循行肩、上臂前外侧，手阳明经不通，可出现肩、臂前外侧疼痛等；手少阳经循行肩、上臂外侧，手少阳经不通，可出现肩、臂外侧疼痛等；手太阳经循行肩、上臂后侧、肩胛，手太阳经不通，可出现肩、臂后侧、肩胛疼痛等；手厥阴循行上臂内侧中线，手厥阴经不通，可出现臂内侧疼痛等；手少阴循行上臂内侧后线，手少阴经不通，可出现臂内后侧疼痛等。

（2）相关经筋循行、病证　手三阴三阳、足太阳经筋通过交会于脊、维筋相交、左右经筋力的协调，加强左右经筋的联系，同时手太阴经筋分布于上肢内侧前缘，手太阴经筋损伤、受凉出现肩前侧、上肢内侧前缘疼痛；手阳明经筋分布于上肢外侧前缘，手阳明经筋损伤、受凉出现肩前外侧，上肢外侧前缘疼痛、肩不举等；手少阳经筋分布于上肢外侧中间缘，手少阳经筋损伤、受凉出现肩外侧、上肢外侧中间疼痛；手太阳经筋分布于上肢外侧后缘，手太阳经筋损伤、受凉出现上肢外侧后缘、肩后、肩胛骨后疼痛；手少阴经筋分布于上肢内侧后缘，手少阴经筋损伤、受凉出现上肢内侧后缘疼痛；手厥阴经筋分布于上肢内侧中间，手厥阴经筋损伤、受凉出现上肢内侧中间疼痛；足太阳经筋分布于腋后外侧、肩外侧，足太阳经筋损伤、受凉出现肩痛、不举。

（3）相关络脉、皮部的循行　手阳明皮部、浮络、孙络随经脉、经筋位于肩前外、上肢前外侧，其血络反映了手阳明络脉瘀滞状况，也可有手阳明孙络的络穴受累，尤其是井穴商阳。

手少阳皮部、浮络、孙络随经脉、经筋位于肩、上肢外侧，其血络反映了手少阳络脉瘀滞状况，也可有手少阳孙络的络穴受累，尤其是井穴关冲。

手太阳皮部、浮络、孙络随经脉、经筋位于肩胛部、上肢外后侧，其血络反映了手太阳络脉瘀滞状况，也可有手太阳孙络的络穴受累，尤其是井穴少泽。

手太阴皮部、浮络、孙络随经脉、经筋位于胸外上、上肢前内侧，其血络反映了手太阴络脉瘀滞状况，也可有手太阴孙络的络穴受累，尤其是井穴少商。

足少阳经循颈行手少阳之前，至肩上，足少阳络脉随经脉、经筋循行于肩部，这也是足少阳的络穴阳陵泉、足窍阴等治疗肩周炎的原因。

2. 经络病因病机

肩周炎由于外伤、劳损血瘀经脉，阻滞经络，使经络运行不通、倾移，不通则痛，或卫外不固，外邪、奇邪入侵于肩部经络，气血阻滞，经络不通，或正气不足，经络空虚，经脉失养。本病主要是手三阳、手太阴、手少阴、足少阳、足太阳等经络受病，以手三阳经、手太阴经为主，传播、流溢、流注、倾移至足三阳、足太阴、足少阴、手少阳、手太阳等经络所致，可为单纯经脉病，或经筋病，或络脉病，或经脉、经筋、络脉、筋骨同病。

（二）诊断

肩周炎多发于50岁左右的人群，女性发病率略高于男性，单侧或双侧发病，起病缓慢，部分有外伤史、劳损史、受凉史，主要症状和体征如下。

（1）疼痛　初期为轻度肩部酸楚、冷痛、酸痛，可持续痛也可间歇痛，可能因天气变化而加重。部位多位于肩峰下，逐渐发展成整个肩关节周围，严重者稍一触碰或活动不慎，即疼痛难忍，故多采用防护姿势，患侧上肢紧靠于体侧，并用健手托扶。夜间疼痛较重，或夜不成眠，或半夜疼醒，不敢卧向患侧。

（2）活动受限　肩关节活动受限为肩周炎的主要特征，表现为肩关节各个方向的主动和被动活动度下降，尤其是外展、上举、外旋、内旋等。

（3）压痛　多在喙突、肩峰下、大结节、小结节、结节间沟、三角肌止点等出现压痛，在冈下窝、肩胛骨外缘（小圆肌起点）、冈上窝等可触及条索状硬物，并有明显压痛，冈下窝压痛可放射到上臂后侧及前臂背侧，患者胸外上部也可出现压痛。

（4）肩部肌肉萎缩　肩周炎后期，患者因惧怕疼痛，患肩长期活动减少，肩部肌肉可发生不同程度的萎缩，特别是肩外侧的三角肌萎缩，可使肩部失去原有的丰满外形，出现肩峰突起现象，加重了肩关节的运动障碍程度。

（5）全身表现　部分患者可出现心烦、失眠、心悸、眩晕等症状。

（6）肌肉抗阻试验　主要病变肌肉的抗阻试验阳性，如内旋抗阻试验阳性，提示胸大肌、肩胛下肌受累；外展抗阻试验阳性，提示三角肌受累。

（三）辨证分经

肩周炎肩部疼痛、活动受限多以一个方向较重，其他方向较轻，根据肩部疼痛、活动受限方向、压痛不同及四诊合参，辨证归一经或几经，以便循经选穴。

（1）手太阴经病　肩前内侧酸痛，痛引缺盆，向上肢内侧前缘放射，甚至放射至拇指，肩关节受限以后伸最明显，肩部前内侧、胸外上部、肩腋前缘压痛，为肩周炎最常见者。

（2）手阳明经病　肩峰及上臂外侧偏前疼痛，连及肘部，肩关节活动以外展、上举障碍为主。肩臂前外侧压痛。

（3）手少阳经病　肩关节外侧疼痛，上连颈项，下连前臂甚至环指，肩关节外展受限，肩臂外侧压痛。

（4）手太阳经病　肩臂后外侧及肩胛牵引痛，上连颈部、肩胛部，下连及肘臂后外侧及小指，肩关节活动受限以内收为主，肩胛部、肩臂后侧压痛。

部分患者还涉及手厥阴经、手少阴经等。

（四）治疗

肩周炎的治疗多选同名足三阴三阳经络，要根据疼痛、活动受限方向辨别涉及经络，尤其是主要经络，各期、各经均可运用，疾病早期可防止粘连或减轻粘连程度，后期利于粘连的松解、功能的恢复，但病程较长，要坚持治疗，也可配合其他刺法，恢复期要加强功能锻炼。

1. 第一对应关系（对应髋关节反应点）

① 部位：对侧足三阳、三阴经络髋部髀关、冲门、秩边、阴廉、环跳、阿是穴等对应压痛点。

② 刺法：用 2～3 寸毫针直刺入软组织间，病重者可刺至骨膜，刺入后或行针活动患肩，留针 30 分钟，1 天 1 次。

2. 第二对应关系（踝腕部反应点）

① 部位：对侧足三阳、足三阴、手太阳经络踝、腕部解溪、丘墟、昆仑、商丘、中封、照海、阳谷等对应压痛点。

② 刺法：用 1 寸毫针直刺或斜刺入软组织间，刺入后或行针活动患肩，留针 30 分钟，1 天 1 次。

3. 第三对应关系（其他对应反应点）

① 部位：对侧足三阳、足三阴、手太阳经络循行线上其他压痛等反应点。

② 刺法：用 1.5～2 寸毫针刺入后或行针活动患肩，留针 30 分钟，1 天 1 次。

4. 第四对应关系（对应井穴）

① 部位：对侧足三阳、足三阴、手太阳经井穴厉兑、至阴、足窍阴、隐

白、大敦、涌泉、少泽等。

② 刺法：用三棱针、一次性采血针点刺放血，用手挤血，血色变而止或血尽而止，多个络穴，依次点刺，2 天 1 次。

5. 第五对应关系（对应反应血络）

① 部位：对侧足三阳、足三阴、手太阳络脉循行线上或附近的血络。

② 刺法：用三棱针、一次性采血针点刺放血，血色变而止或血尽而止，多个血络依次点刺，2 天 1 次，一般 1～2 次即可。

6. 第六对应关系（膝部反应点）

① 部位：对侧足三阳、三阴、手太阳经络膝部足三里、阳陵泉、阴陵泉、阴谷、膝关、委中、阿是穴等对应压痛点。

② 刺法：用 1.5～2 寸毫针直刺入软组织间，刺入后或行针活动患肩，留针 30 分钟，1 天 1 次。

7. 对应穴位点刺放血

① 部位：对侧足三阳、三阴、手太阳经络循行线上对应压痛等穴位。

② 刺法：用三棱针、一次性采血针点刺放血，血色变而止或血尽而止，也可加拔火罐 8～10 分钟，2 天 1 次。

（五）典型病例

赵某某，男，65 岁，左肩痛、活动受限 6 个月。患者 6 个月前无明显原因左侧肩部疼痛，开始症状较轻，后逐渐加重，近日来活动不慎即疼痛难忍，夜间因疼痛难以入睡，洗脸、梳头、穿衣等困难。查左肩前侧、前外侧、外侧压痛明显，活动明显受限，诊断肩周炎，辨为手太阴、手阳明、手少阳、手太阳病，给予右侧同名经髋部阿是穴、髀关、冲门、环跳以及解溪、丘墟、商丘、昆仑、阴陵泉、阳陵泉、足三里等压痛穴位交替针刺，2 日 1 次，右下肢同名血络以及厉兑、隐白、足窍阴、至阴等交替点刺放血，2 日 1 次，并加强功能锻炼，前后治疗 15 次，疼痛消失，活动基本恢复正常，嘱其加强功能锻炼，2 个月后随访，活动已正常。

四、肩袖损伤

肩袖（覆盖于肩关节前、上、后、下方之肩胛下肌、冈上肌、冈下肌、小圆肌等肌腱组织的总称）因外伤、劳损导致肩部疼痛、关节活动功能受限，称为肩袖损伤。本病为临床常见病、多发病，属于伤筋范畴。

（一）病因病机

1. 相关经脉、经筋、络脉

肩袖损伤涉及手太阴、手三阳经脉、络脉、经筋，个别涉及足太阳经，通过手足太阴、手三阳经脉、络脉、经筋循行、交会等加强左右、上下之间的联系。

（1）经脉　手太阴、手三阳经脉于脏腑、前后正中部位相交，通过脏腑、前后正中部位加强了左右经脉的联系，同时手太阴、三阳经脉经循行肩部，手太阴、三阳经脉不通，可出现肩、臂疼痛等，如手太阴经横出腋下，下循臑内，行少阴心主之前，其病臑臂内前廉痛厥，气盛有余则肩背痛、气虚则肩背痛寒；手阳明经上臑外前廉，上肩，出髃骨之前廉，其病肩前臑痛；手太阳经上循臑外后廉，出肩解，绕肩胛，交肩上，其病肩、臑外后廉痛；手少阳经循臑外上肩，而交出足少阳之后，其病肩、臑、肘、臂外皆痛。

（2）经筋　手太阴、手三阳经筋通过交会于脊、维筋相交、左右经筋力的协调，加强左右经筋的联系，同时手太阴、手三阳、足太阳经筋循行于肩、上臂，手太阴、手三阳、足太阳经筋受凉、损伤可出现肩、上臂疼痛等，如足太阳经筋从腋后外廉结于肩髃，其病肩不举；手太阳经筋入结于腋下，其支者，后走腋后廉，上绕肩胛，其病腋下痛，腋后廉痛，绕肩胛引颈而痛；手少阳经筋上绕臑外廉，上肩；手阳明经筋上臑，结于髃；其支者，绕肩胛，夹脊；直者，从肩髃上颈，其病肩不举；手太阴经筋上臑内廉，入腋下，出缺盆，结肩前髃，其病当所过者支转筋痛。

（3）络脉

① 手阳明络脉：手阳明皮部、浮络、孙络随经脉、经筋位于肩前外、上肢前外侧，其血络反映了手阳明络脉瘀滞状况，是肩袖损伤的主要发病部位，也可有手阳明孙络的络穴受累，尤其是井穴商阳。

② 手少阳络脉：手少阳皮部、浮络、孙络随经脉、经筋位于肩、上肢外侧，其血络反映了手少阳络脉瘀滞状况，也可有手少阳孙络的络穴受累，尤其是井穴关冲。

③ 手太阳络脉：手太阳皮部、浮络、孙络随经脉、经筋位于肩胛部、上

肢外后侧，其血络反映了手太阳络脉瘀滞状况，也可有手太阳孙络的络穴受累，尤其是井穴少泽。

④ 手太阴络脉：手太阴皮部、浮络、孙络随经脉、经筋位于胸外上、上肢前内侧，其血络反映了手太阴络脉瘀滞状况，也可有手太阴孙络的络穴受累，尤其是井穴少商。

2. 经络病因病机

肩袖损伤多由劳损、外伤等使肩部损伤，血溢脉外，经脉痹阻，或正虚外邪侵袭，痹阻于肩臂，邪气在手足左右经络中传播、流溢、流注、倾移所致，以手足阳明、太阴经络为主。

（二）诊断

1. 病史

多见于中老年人，有肩关节损伤史或慢性劳损史。

2. 症状

肩部疼痛是主要症状，疼痛可位于肩前部、外侧或后方，部分患者以夜间静息痛为主要特征。疼痛在肩关节活动时加重，尤其是肩前屈、外展旋运动时。肩部肌肉力量减弱，日久可出现肌肉萎缩。肩关节活动受限。

3. 体征

（1）压痛　肩部疼痛区域有明显压痛。

（2）落臂试验阳性　患臂被动抬高至 90°～120°范围后撤除支持，患臂因不能自主支撑而发生坠落和明显疼痛。

（3）撞击试验阳性　向下压迫肩峰，同时被动上举患臂，肩峰下间隙出现疼痛或伴有上举不能。

（4）疼痛弧征阳性　肩关节主动外展至 60°～120°范围内出现肩前方或肩峰下区疼痛。

4. 影像学检查

X 线检查可排除骨性病变，MRI 检查可显示肩袖损伤的部位和严重程度。

（三）治疗

肩袖损伤是黄帝内经对应针刺法的适宜病种，多取同名足三阳、足太阴等经络对应穴位，一般可获得较好的效果，个别重症可考虑手术治疗。

1. 第一对应关系（对应髋关节反应点）

① 部位：病痛对侧足三阳、足太阴经髋部的对应压痛点。

② 刺法：用 2～3 寸毫针直刺入软组织间，病重可刺至骨膜，刺入后或行针活动患肩，留针 30 分钟，1 天 1 次。

2. 第二对应关系（踝部反应点）

① 部位：对侧足三阳、足太阴经踝部解溪、丘墟、昆仑、商丘等对应压痛点。

② 刺法：用 1 寸毫针直刺或斜刺入软组织间，刺入后或行针活动患肩，留针 30 分钟，1 天 1 次。

3. 第三对应关系（对应井穴）

① 部位：对侧足三阳、足太阴等经井穴，包括厉兑、至阴、足窍阴、隐白等。

② 刺法：用三棱针、一次性采血针点刺放血，用手挤血，血色变而止或血尽而止，多个络穴依次点刺，2 天 1 次。

4. 第四对应关系（膝部反应点）

① 部位：对侧足三阳、足太阴经膝部足三里、阳陵泉、阴陵泉、委中等对应压痛点。

② 刺法：用 1.5～2 寸毫针直刺入软组织间，刺入后或行针活动患肩部，留针 30 分钟，1 天 1 次。

5. 第五对应关系（对应反应血络）

① 部位：对侧足三阳、太阴络脉循行线上或附近的血络。

② 刺法：用三棱针、一次性采血针点刺放血，血色变而止或血尽而止，多个血络依次点刺，2 天 1 次，一般 1～2 次即可。

6. 第六对应关系（其他对应反应点）

① 部位：对侧足三阳、太阴循行线上其他压痛反应点。

② 刺法：用 1.5～2 寸毫针刺入后或行针活动患肩部，留针 30 分钟，1 天 1 次。

（四）典型病例

张某某，男，73 岁，左肩痛 2 个月。患者 2 个月前无明显原因左侧肩部疼痛，活动加重，查左肩前侧、前外侧压痛明显，上举受限，诊断左肩袖损伤，辨为手太阴、阳明、少阳病。给予右侧同名足太阴、阳明、少阳经髋部髀关、冲门、环跳、阿是穴，踝部解溪、商丘、丘墟，以及膝部阴陵泉、足三里、阴陵泉等压痛穴位交替针刺，1 日 1 次，右下肢前侧同名血络、厉兑、隐白、足窍阴等交替点刺放血，2 日 1 次，前后治疗 12 次，疼痛消失，肩关节活动恢复正常。

五、冈上肌腱炎

冈上肌腱炎又称冈上肌综合征，是指因劳损、外伤、受寒引起的肩胛冈上肌腱的慢性无菌性炎症，以肩外侧疼痛、肩外展活动受限为主要临床表现的病证。属于伤筋范畴。

（一）病因病机

1. 相关经脉、经筋、络脉

冈上肌腱炎涉及手太阴、手阳明、手少阳经脉、络脉、经筋，通过手足经脉、络脉、经筋循行、交会等加强左右、上下之间的联系。

（1）经脉　手太阴、阳明、少阳经脉于脏腑、前后正中部位相交，通过脏腑、前后正中部位加强了左右经脉的联系，手少阳、阳明经脉还通过任督二脉相交会，如左右手少阳经交会膻中、左右手足三阳经交会大椎等；同时肺手太阴经循肩前内侧，手太阴经不通则出现肩前内侧疼痛；手阳明经循行出髃骨之前，手阳明经不通则肩前痛；手少阳经循臑外上肩，手少阳经不通则出现肩、臑、臂外皆痛。

（2）经筋　相关经筋通过夹脊、手太阴、阳明、少阳左右经筋力的协调，加强左右经筋的联系。同时手少阳经筋上绕臑外廉、上肩；手阳明经筋上臑，结于髃，夹脊，上颈，手阳明经筋损伤、受凉则出现肩疼痛、不能举；手太阴经筋分布肩前侧，手太阴经筋损伤、受凉则出现肩前侧痛。

（3）络脉　手太阴、少阳、阳明络脉通过经脉、经筋等横行，加强了机体左右的联系，其血络反映了手厥阴络脉瘀滞状况，也可有手太阴、少阳、阳明孙络的络穴受累。

2. 经络病因病机

肩部活动幅度大、活动量大，使肩部易于损伤，产生瘀血，或正虚外邪侵袭外邪，外感、内生邪气在手足阳明、太阴、少阳经脉、络脉、经筋中左右传播、流溢、流注、倾移，邪在右症状出现在左，邪在左症状出现在右，引起颈肩部疼痛、活动加重。经络以手阳明为主。

（二）诊断

1. 病史

好发于中年以上体力劳动者、家庭主妇、运动员，常有外伤史、受凉史。

2. 症状

起病缓慢，常因单一姿势工作而诱发，肩外侧疼痛，肩部活动、用力、受寒时加重。疼痛一般在肱骨大结节处，并可放射到三角肌止点或手指处。

3. 体征

肱骨大结节处压痛，肩关节活动受限，当肩关节外展至60°～120°时，可引起明显疼痛而致活动受限。

4. 检查

X线偶见冈上肌腱钙化、骨质疏松，为组织变性后的一种晚期变化。

（三）治疗

冈上肌腱炎以手阳明经络为主，涉及手少阳、太阴经络，针刺同名经足阳明、足太阴、足少阳多有较好效果，尤其急性患者，针刺期间要轻微活动患处。

1. 第一对应关系（对应髋关节反应点）

① 部位：病痛对侧足阳明、足少阳、足太阴经络髋部髀关、环跳、箕门、阿是穴等对应压痛点。

② 刺法：用2～3寸毫针直刺入软组织间，病重可刺至骨膜，刺入后或行针活动患肩部，留针30分钟，也可加拔火罐，1天1次。

2. 第二对应关系（踝部反应点）

① 部位：对侧足阳明、足少阳、足太阴经络踝部解溪、丘墟、商丘等对应压痛点。

② 刺法：用1寸毫针直刺、斜刺入软组织间，刺入后或行针活动患肩，留针30分钟，1天1次。

3. 第三对应关系（对应井穴）

① 部位：对侧足阳明、足少阳、足太阴经络井穴，包括厉兑、足窍阴、隐白等。

② 刺法：用三棱针、一次性采血针点刺放血，用手挤血，血色变而止或血尽而止，多个络穴依次点刺，2 天 1 次。

4. 第四对应关系（对应膝部反应点）

① 部位：对侧足阳明、足少阳、足太阴经络膝部足三里、阳陵泉、阴陵泉、阿是穴等对应压痛点。

② 刺法：用 1.5～2 寸毫针直刺入软组织间，刺入后或行针活动患肩，留针 30 分钟，1 天 1 次。

5. 第五对应关系（对应血络）

① 部位：对侧足阳明、足少阳、足太阴络脉循行线上或附近的血络。

② 刺法：用三棱针、一次性采血针点刺放血，血色变而止或血尽而止，多个血络依次点刺，2 天 1 次，一般 1～2 次即可。

6. 第六对应关系（其他对应反应点）

① 部位：对侧足阳明、足少阳、足太阴经络循行线上其他压痛等反应点。

② 刺法：用 1.5～2 寸毫针刺入后或行针活动患肩，留针 30 分钟，1 天 1 次。

（四）典型病例

黄某某，女，63 岁，右肩痛 1 个月。1 个月来无明显原因右侧肩部活动时疼痛，查右肩前侧、前外侧压痛明显，疼痛弧征阳性，诊断右冈上肌腱炎，辨为手太阴、阳明经病，给予对侧同名经左侧足太阴、阳明经髋部髀关、冲门、阿是穴，踝部解溪、商丘，以及膝部阴陵泉、足三里等压痛穴位针刺，1 日 1 次，下肢同名前侧血络放血，左侧同名经厉兑、隐白等点刺，用手挤血，2 日 1 次，交替进行，每刺入后或行针稍微活动患肩，前后治疗 13 次，疼痛消失，肩关节活动恢复正常。

六、冈下肌腱炎

冈下肌腱炎是冈下肌腱因外伤、劳损、受凉等导致的无菌性炎症，表现为肩背部和上臂酸胀不适、疼痛和肩关节活动受限。属于伤筋范畴。

（一）病因病机

1. 相关经脉、经筋、络脉

冈下肌腱损伤涉及手三阳经脉、络脉、经筋，个别涉及足太阳经，通过手足三阳经脉、络脉、经筋循行、交会等加强左右之间的联系。

（1）经脉　手三阳、足太阳经脉于脏腑、前后正中部位相交，通过脏腑、前后正中部位加强了左右经脉的联系。手三阳、足太阳经脉还通过任督二脉相交会，如左右手太阳经脉、足阳明经脉交会中脘、上脘；左右手太阳经脉、手少阳经脉交会膻中；左右足太阳经脉交会陶道、脑户、百会；左右手足三阳经脉交会大椎；左右手足阳明经脉交会水沟，等等。此外，左右手阳明经通过人中相交。同时手阳明经髃骨之前缘；手太阳经绕肩胛，交肩上，手太阳经不通则出现肩似拔、臑似折，肩、臑、肘、臂外后廉痛；手少阳经循臑外上肩，手少阳经不通则出现肩、臑、肘、臂外皆痛；足太阳经循肩髆内，别下贯胛。

（2）经筋　手阳明经筋通过交会于脊、手三阳、足太阳左右经筋力的协调，加强左右经筋的联系，同时足太阳经筋，从腋后外廉，结于肩髃，足太阳经筋损伤、受凉则出现项筋急，肩不举；手太阳经筋入结于腋下，后走腋后廉，上绕肩胛手太阳经筋损伤、受凉则出现腋下痛，腋后廉痛，绕肩胛引颈而痛；手少阳经筋上绕臑外廉，上肩，走颈，其病当所过者即支转筋；手阳明经筋上臑，结于髃，夹脊，其支者，绕肩胛，手阳明经筋损伤、受凉则出现肩不举。

（3）络脉　手三阳、足太阳络脉通过经脉、经筋等横行，加强了肩部左右上下的联系，其血络反映了络脉瘀滞状况，也可有手三阳、足太阳孙络的络穴受累。

2. 经络病因病机

肩部活动幅度大、活动量大，使肩部易于损伤，产生内在邪气，或正虚外邪侵袭，外感、内生邪气在手三阳、足太阳等经脉、络脉、经筋中左右传播、流溢、流注、倾移至足三阳、手太阳经络，邪在右症状出现在左，邪在左症状出现在右，引起肩后疼痛。经络以手三阳为主。

（二）诊断

1. 病史

冈下肌损伤劳损史或受凉史。

2. 症状

肩背部和上臂酸胀不适、疼痛，肩部内收外展及旋转活动受限。

3. 体征

冈下窝压痛并可触及块状或条索状物。肱骨大结节处可有压痛；肩外展、内旋牵拉冈下肌时疼痛加重。内收、外旋抗阻试验阳性。

4. 检查

X线检查可排除骨性病变。

（三）治疗

冈下肌腱炎与手三阳等经络有关，针刺选取同名足三阳经对应穴位，多有较好疗效。

1. 第一对应关系（对应髋关节反应点）

① 部位：病痛对侧足阳明、足少阳、足太阳经络髋部髀关、环跳、秩边、阿是穴等对应压痛点。

② 刺法：用2～3寸毫针直刺入软组织间，病重可刺至骨膜，刺入后或行针活动患肩部，留针30分钟，也可加拔火罐，1天1次。

2. 第二对应关系（踝腕部反应点）

① 部位：对侧足阳明、足少阳、足太阳、手太阳经络踝部解溪、丘墟、昆仑、腕骨等对应压痛点。

② 刺法：用1寸毫针直刺或斜刺入软组织间，刺入后或行针活动患肩，留针30分钟，1天1次。

3. 第三对应关系（对应井穴）

① 部位：对侧足阳明、足少阳、足太阳、手太阳经井穴厉兑、足窍阴、至阴、少泽等。

② 刺法：用三棱针、一次性采血针点刺放血，用手挤血，血色变而止或

血尽而止，多个络穴依次点刺，2 天 1 次。

4. 第四对应关系（膝部反应点）

① 部位：对侧足阳明、足少阳、足太阳、手太阳经络膝部足三里、阳陵泉、委中、小海等对应压痛点。

② 刺法：用 1.5～2 寸毫针直刺入软组织间，刺入后或行针活动患肩部，留针 30 分钟，1 天 1 次。

5. 第五对应关系（对应血络）

① 部位：对侧足阳明、足少阳、足太阳络脉循行线上或附近的血络。

② 刺法：用三棱针、一次性采血针点刺放血，血色变而止或血尽而止，多个血络依次点刺，2 天 1 次，一般 1～2 次即可。

6. 第六对应关系（其他对应反应点）

① 部位：对侧足阳明、足少阳、足太阳、手太阳经络循行线上其他压痛等反应点。

② 刺法：用 1.5～2 寸毫针刺入后或行针活动患肩部，留针 30 分钟，1 天 1 次。

（四）典型病例

姜某某，男，38 岁，右肩痛 1 个月。1 个月来右肩疼痛，活动引发或加重，查右肩前外侧、冈下窝压痛明显，诊断右冈下肌腱炎，辨为手太阴、手阳明、手太阳经病。给予对侧同名经左侧足太阴、足阳明、足太阳经髋部秩边、髀关、冲门、阿是穴，踝部解溪、商丘、昆仑、申脉，以及膝部阴陵泉、足三里等压痛穴位针刺，1 日 1 次；左侧同名经至阴、厉兑、隐白等点刺，用手挤血，下肢同名经腘窝、前侧血络放血，2 日 1 次，交替进行，前后治疗 11 次，疼痛消失，肩关节活动恢复正常。

七、肱二头肌长头腱鞘炎

肱二头肌长头腱鞘炎是肌腱在肩关节活动时长期遭受磨损而发生退变、粘连，使肌腱滑动功能发生障碍，而使肱骨结节间沟部发生疼痛，肩关节活动受限的病证。本病好发于 40 岁以上的病人，属于伤筋范畴。

（一）病因病机

1. 相关经脉、经筋、络脉

肱二头肌长头腱鞘炎涉及手太阴、手阳明经脉、络脉、经筋，通过手足太阴、手足阳明经脉、络脉、经筋循行、交会等加强左右、上下之间的联系。

（1）经脉　手太阴、阳明经脉于脏腑、前后正中部位相交，通过脏腑、前后正中部位加强了左右经脉的联系，手太阴经下循臑内，手太阴经不通则出现臑臂内前廉痛厥；手阳明经出髃骨之前廉，手大肠经不通则肩前臑痛。

（2）经筋　手阳明经筋夹脊，手太阴、手阳明通过左右经筋力的协调，加强左右经筋的联系。手阳明经筋上臑，结于髃，手大肠经筋损伤、受凉则出现肩不举；手太阴之经筋上臑内廉、入腋下，手太阴经筋损伤、受凉则出现所过者支转筋痛。

（3）络脉　手太阴、手阳明皮部、浮络、孙络分别随经脉、经筋位于上肢前内侧和前外侧，其血络反映了手太阴、手阳明络脉瘀滞状况，也可有手太阴、阳明孙络的络穴受累。

2. 经络病因病机

肩部活动量大，使肩前易于损伤。外伤、慢性劳损、外邪等使肩前部血溢脉外，瘀血阻滞，经络不通或正气虚弱，外邪侵袭，痹阻于手阳明、太阴等经络，传播、流溢、流注、倾移至足阳明、足太阴等经络所致，可单纯经脉、络脉受病，也可与经脉、络脉、经筋先后或同时致病。

（二）诊断

1. 病史

多见于中年人，有损伤、劳损史。

2. 症状

肩痛，夜间明显，活动后加重，休息后减轻。疼痛主要局限在肱二头肌长头腱附近，亦可牵涉上臂前侧。凡是能使此肌腱紧张、滑动或受到牵拉的动作，均能使疼痛加重。

3. 体征

肱骨结节间沟或肌腱上有压痛。前臂旋后位抗阻力屈肘时，结节间沟处出现疼痛。

（三）治疗

肱二头肌长头腱鞘炎与手阳明、手太阴经络有关，多选同名足阳明、足太阴经络穴位，多有较好疗效，效果不好时配合局部治疗。

1. 第一对应关系（对应髋部反应点）

① 部位：病痛对侧足阳明、足太阴经络髋部髀关、箕门、阿是穴等对应压痛点。

② 刺法：用 2～3 寸毫针直刺入软组织间，病重可刺至骨膜，刺入后或行针活动患肩，留针 30 分钟，也可加拔火罐，1 天 1 次。

2. 第二对应关系（踝部反应点）

① 部位：对侧足阳明、足太阴经络踝部解溪、商丘等对应压痛点。

② 刺法：用 1 寸毫针直刺、斜刺入软组织间，刺入后或行针活动患肩，留针 30 分钟，1 天 1 次。

3. 第三对应关系（对应井穴）

① 部位：对侧足阳明、足太阴经井穴厉兑、隐白等。

② 刺法：用三棱针、一次性采血针点刺放血，用手挤血，血色变而止或血尽而止，多个络穴依次点刺，2 天 1 次。

4. 第四对应关系（膝部反应点）

① 部位：对侧足阳明、足太阴经络膝部足三里、阴陵泉等对应压痛点。

② 刺法：用 1.5～2 寸毫针直刺入软组织间，刺入后或行针活动患肩，留针 30 分钟，1 天 1 次。

5. 第五对应关系（对应反应血络）

① 部位：对侧足阳明、足太阴络脉循行线上或附近的血络。

② 刺法：用三棱针、一次性采血针点刺放血，血色变而止或血尽而止，多个血络依次点刺，2 天 1 次，一般 1～2 次即可。

6. 第六对应关系（其他对应反应点）

① 部位：对侧足阳明、足太阴经络循行线上其他压痛等反应点。

② 刺法：用 1.5～2 寸毫针刺入后或行针活动患肩，留针 30 分钟，1 天 1 次。

（四）典型病例

刘某某，男，78 岁，左肩痛半个月。患者半月前疼痛加重，查左肩前侧、前外侧压痛明显，诊断左肱二头肌长头腱鞘炎，辨为手太阴、阳明病。给予右侧同名足太阴、阳明经髋部髀关、冲门、阿是穴及踝部解溪、商丘等压痛穴位交替针刺 30 分钟，1 日 1 次；右侧同名经厉兑、隐白点刺放血，左肩痛减轻大半，再加下肢前侧血络点刺放血，2 日 1 次，前后治疗 6 次，疼痛消失，关节活动恢复正常。

八、肘关节扭挫伤

肘关节扭挫伤是肘关节因外伤所致的肘部疼痛、肿胀、功能障碍的病证。属于伤筋范畴。

（一）病因病机

肘关节扭挫伤与手三阳经、手三阴经等经络有关，通过手足三阳、三阴经脉、络脉、经筋循行、交会等加强左右、上下之间的联系。

1. 相关经脉、经筋、络脉

（1）手阳明经脉、经筋、络脉的循行、主病

① 手阳明经“入肘外廉”，位居肘前外侧。

② 手阳明经筋上结于肘外，夹脊，寒邪侵袭手阳明经筋，则出现“所过者支痛及转筋”等。

③ 手阳明皮部、浮络、孙络随经脉、经筋位于肘前外侧，其血络反映了手阳明络脉瘀滞状况，也可有手阳明络脉的络穴受累。

（2）手少阳经脉、经筋、络脉的循行、主病

① 手少阳经“上贯肘”，手少阳经气不通，则出现肘、臂外侧疼痛。

② 手少阳经筋“结于肘”，寒邪侵袭手少阳经筋，则出现“所过者即支转筋”等。

③ 手少阳皮部、浮络、孙络随经脉、经筋位于肘外侧，其血络反映了手少阳络脉瘀滞状况；手少阳络脉“外绕臂”，加强手少阳经与肘的联系，手少阳络脉不通，则肘部挛痛。

（3）手少阴经脉、经筋的循行、主病

① 手少阴经“下肘内”，手少阴经气不通，则出现“臑臂内后廉痛厥”。

② 手少阴经筋“上结肘内廉”“下为肘网”，寒邪侵袭手少阴经筋，则出现“反折筋急”、肱骨内上髁疼痛等。

（4）手太阳经脉、经筋、络脉的循行、主病

① 手太阳经出肘内侧两筋之间，手太阳经气不通，则出现肘、臂外后疼痛。

② 手太阳经筋结于肘内锐骨之后，寒邪侵袭手太阳经筋，则出现肘内锐骨后疼痛。

③ 手太阳络脉上走肘，加强手太阳经与肘的联系；手太阳皮部、浮络、孙络随经脉、经筋位于肘后侧，其血络反映了手太阳络脉瘀滞状况，也可有手太阳络脉的络穴受累。

（5）手太阴经脉、经筋、络脉的循行、主病

① 手太阴经循行上臂前内侧，手太阴经不通，可出现臂前内侧疼痛等。

② 手太阴经筋分布于肘前内侧，其损伤、受凉则出现“所过者支转筋痛”。

③ 手太阴皮部、浮络、孙络随经脉、经筋位于胸外上、上肢前内侧，其血络反映了手太阴络脉瘀滞状况，也可有手太阴孙络的络穴受累。

（6）手厥阴经脉、经筋、络脉的循行、主病

① 手厥阴经循行上臂内侧中线，手厥阴经不通，可出现臂内侧疼痛等。

② 手厥阴经筋分布于肘内侧中间，其损伤与手太阴经筋相同。

③ 手厥阴皮部、浮络、孙络随经脉、经筋位于上肢内侧中间，其血络反映了手厥阴络脉瘀滞状况，也可有手厥阴孙络的络穴受累。

2. 经络病因病机

肘关节扭挫伤由于外伤、劳损等致血瘀经脉，阻滞手三阴、手三阳经络，传播、流溢、流注、倾移至足三阴、足三阳经络，使经络运行不通，不通则痛，可为单纯经脉病，或为络脉病，或为经筋病，多为经筋、经脉、络脉同时涉及，经筋、经脉、络脉同病或共病。

（二）诊断

1. 病史

有明显的外伤史，青少年多见。

2. 症状

初起时肘部疼痛，肿胀、屈伸困难。肿胀轻重不一。肘关节呈半屈伸位，患者以手托肘，关节活动可受限。重者关节伤侧肿痛明显，皮下有瘀斑。

3. 体征

肘部压痛、肿胀，甚至有瘀斑。

4. 检查

肘关节正、侧位X线检查可排除骨折。

（三）治疗

肘关节扭挫伤是肘关节较轻的损伤，不包括肌腱、韧带的明显断裂、撕裂和骨折，涉及手三阴、三阳经络，针刺同名足三阴、三阳经络穴位有较好疗效，对于急性患者以及肌腱、韧带的明显断裂、撕裂和骨折者也有止痛消肿效果，可作为配合疗法。取穴不但要确定经络，而且要确定损伤的上下位置，找准对应穴位。

1. 第一对应关系（对应膝关节反应点）

① 部位：病痛对侧足三阳、足三阴经络膝部阿是穴、犊鼻、足三里、阳陵泉、阴陵泉、阴谷、膝关、委中等对应压痛点。

② 刺法：用1.5寸毫针直刺入软组织间，病重可刺至骨膜，刺入后或行针活动患肘，留针30分钟，也可加拔火罐，1天1次。

2. 第二对应关系（踝部反应点）

① 部位：对侧足三阳、足三阴经络踝部解溪、丘墟、昆仑、商丘、中封、照海等对应压痛点。

② 刺法：用1寸毫针直刺或斜刺入软组织间，刺入后或行针活动患肘，留针30分钟，1天1次。

3. 第三对应关系（对应井穴）

① 部位：对侧足三阳、足三阴经井穴厉兑、至阴、足窍阴、隐白、大敦、涌泉等。

② 刺法：用三棱针、一次性采血针点刺放血，用手挤血，血色变而止或血尽而止，多个络穴依次点刺，2天1次。

4. 第四对应关系（对应血络）

① 部位：对侧足三阳、足三阴络脉循行线上或附近的血络。

② 刺法：用三棱针、一次性采血针点刺放血，血色变而止或血尽而止，多个血络依次点刺，2 天 1 次，一般 1～2 次即可。

5. 第五对应关系（其他对应反应点）

① 部位：对侧足三阳、足三阴经络循行线上其他压痛等反应点。

② 刺法：用 1.5～2 寸毫针刺入后或行针活动患肘，留针 30 分钟，1 天 1 次。

（四）典型病例

史某某，男，55 岁，左肘外伤疼痛 1 天。1 天前左肘摔伤，活动疼痛。查左肘内侧压痛，诊断为左肘关节扭伤，辨为手太阳、少阴经病。针刺右侧同名经足太阳、少阴膝部委中、阴谷、阿是穴及踝部昆仑、太溪等压痛穴位，留针 30 分钟；右侧同名经井穴至阴、涌泉点刺，用手挤血，同名经足太阳腘窝血络点刺放血，当即左肘疼痛、压痛减轻，治疗 6 次，左肘痛、压痛消失。

九、肱骨外上髁炎

肱骨外上髁炎俗称“网球肘”，是肘关节外侧肱骨外上髁处的伸肌总腱起点附近的慢性损伤性炎症，网球、羽毛球运动员较常见，家庭主妇、厨师、砖瓦工、木工等长期反复用力做肘部活动者，也易患此病。本病以肘外侧疼痛为主要表现，属于肘痛、痹证、伤筋等范畴。肱骨内上髁炎可参照肱骨外上髁炎的治疗。

（一）病因病机

网球肘与手少阳经有关，通过手足少阳经脉、络脉、经筋循行、交会等加强左右、上下之间的联系。

1. 相关经脉、经筋、络脉的循行

（1）经脉　手少阳经“上贯肘”，手少阳经气不通，则出现肘、臂外侧疼痛。

（2）经筋　手少阳经筋“结于肘”，寒邪侵袭手少阳经筋，则出现“所过者即支转筋”等。

（3）络脉　手少阳络脉“外绕臂”，加强手少阳经与肘的联系，手少阳络

脉不通，则“肘挛”；手少阳皮部、浮络、孙络随经脉、经筋位于上肢外侧间，其血络反映了手少阳络脉瘀滞状况，也可有手少阳孙络的络穴受累。

2. 经络病因病机

网球肘由于外伤、劳损等血瘀经脉，阻滞经络，使经络运行不通，不通则痛，或正气不足，气血不足，经脉失养。本病病位是手少阳经络，邪气传播、流溢、流注、倾移外上髁至足少阳经络所致，可为单纯经筋病，或经脉病，或络脉病，多为经筋、经脉、络脉同时涉及，经筋、经脉、络脉同病或共病。

（二）诊断

1. 病史

多见于劳动强度大的青壮年工人，并有肘部急性损伤或腕关节的反复屈伸劳损病史。

2. 症状

主要表现为肘关节肱骨外上髁部局限性疼痛，呈持续性酸痛，可向肩部或前臂放射，部分病例夜间疼痛明显，轻者不敢拧毛巾，不能端重物，严重者端水杯或扫地均引起疼痛。

3. 体征

肘部检查时发现肱骨外上髁、桡骨小头、环状韧带以及肱桡关节间隙处有明显的压痛，局部无明显肿胀，伸腕抗阻试验阳性。

4. 影像学检查

X线检查早期多无明显异常，中期可出现肱骨外上髁密度增高，后期可见骨质吸收，甚至破坏。

（三）治疗

肱骨外上髁炎多为反复发作，缠绵难愈，涉及手少阳经络，针刺同名足少阳经络穴位，肱骨内上髁炎涉及手少阴、太阳经络，针刺同名足少阴、太阳穴位。以下治疗包含了肱骨内、外上髁炎，可根据病证选择运用。

1. 第一对应关系（对应膝关节反应点）

① 部位：病痛对侧足少阳、足少阴经膝部阿是穴、阳陵泉、阴谷等对应压痛点。

② 刺法：用 1 寸毫针直刺或斜刺入软组织间，病重可刺至骨膜，刺入后或行针活动患肘，留针 30 分钟，也可加拔火罐，1 天 1 次。

2. 第二对应关系（踝部反应点）

① 部位：对侧足少阳、足少阴经踝部丘墟、照海等对应压痛点。

② 刺法：用 1 寸毫针直刺或斜刺入软组织间，刺入后或行针活动患肘，留针 30 分钟，1 天 1 次。

3. 第三对应关系（对应井穴）

① 部位：对侧足少阳、足少阴经井穴足窍阴、涌泉等。

② 刺法：用三棱针、一次性采血针点刺放血，用手挤血，血色变而止或血尽而止，多个络穴依次点刺，2 天 1 次。

4. 第四对应关系（对应反应血络）

① 部位：对侧足少阳、足少阴络脉循行线上或附近的血络。

② 刺法：用三棱针、一次性采血针点刺放血，血色变而止或血尽而止，多个血络依次点刺，2 天 1 次，一般 1～2 次即可。

5. 第五对应关系（其他对应反应点）

① 部位：对侧足少阳、足少阴经络循行线上其他压痛反应点。

② 刺法：用 1.5～2 寸毫针刺入后或行针活动患肘，留针 30 分钟，1 天 1 次。

（四）典型病例

国某某，女，57 岁，左肱骨外上髁疼痛 1 个月。患者 2 个月前左肘轻微碰伤，没有在意，疼痛逐渐消失，1 个月来左肘又痛，劳累明显。查左肱骨外上髁痛压痛，诊断为肱骨外上髁炎（左），辨为手少阳经病。按压右侧同名经足少阳经股骨外上髁明显压痛，给 3 针针刺，当即左肘疼痛、压痛减轻，嘱其活动右肘，留针 30 分钟，1 日 1 次；同名经足少阳井穴足窍阴点刺，用手挤血，下肢外侧血络放血，2 日 1 次，共治疗 7 次，左肱骨外上髁痛、压痛消失，2 个月后随访，未复发。

十、腕关节扭伤

腕关节扭伤是指腕部在受到外力作用时，关节周围的软组织（韧带、肌肉、关节囊、肌腱等）受到损伤，导致关节的稳定性和功能受损，出现腕部酸痛、肿胀，腕关节功能活动受限。属于伤筋范畴。

（一）病因病机

腕关节扭伤与手三阳经、手少阴经等经络有关，通过手足三阳、足少阴等经脉、络脉、经筋循行、交会等加强左右、上下之间的联系。

1. 相关经脉、经筋、络脉的循行

（1）手阳明经脉、经筋、络脉的循行、主病

① 手阳明经循行腕侧，手阳明经气不通，则出现腕痛。

② 手阳明经筋“结于腕”，外伤、寒邪侵袭手阳明经筋，则出现“所过者支痛及转筋”等。

③ 手阳明皮部、浮络、孙络随经脉、经筋位于腕前外侧，其血络反映了手阳明络脉瘀滞状况，也可有手阳明络脉的络穴受累。

（2）手少阳经脉、经筋的循行、主病

① 手少阳经“循手表腕”，手少阳经气不通，则出现腕痛。

② 手少阳经筋“结于腕”，外伤、寒邪侵袭手少阳经筋，则出现“所过者即支转筋”等。

（3）手少阴经脉、经筋的循行、主病

① 手少阴经循行腕后内侧，手少阴经气不通，则出现腕后内侧痛。

② 手少阴经筋“结于锐骨”，外伤、寒邪侵袭手少阴经筋，则出现“所过者支痛及转筋”。

（4）手太阳经脉、经筋、络脉的循行、主病

① 手太阳经循行腕后外侧，手太阳经气不通，则出现腕后外侧痛。

② 手太阳经筋“结于腕”，外伤、寒邪侵袭手太阳经筋，则出现“肘内锐骨后廉痛”等。

③ 手太阳皮部、浮络、孙络随经脉、经筋位于腕外后侧，其血络反映了手太阳络脉瘀滞状况，也可有手太阳络脉的络穴受累。

2. 经络病因病机

腕部活动量大，使腕部易于损伤，暴露在外，易感外邪。外伤、慢性劳损、外邪等痹阻手三阳、三阴经络，以外伤、劳损所致邪气为主，邪气传播、流溢、流注、倾移于足三阳、三阴经络而致腕部疼痛、活动加重，可为单纯经

脉病、或络脉病、或经筋病，也可经脉、络脉、经筋先后或同时致病。

（二）诊断

1. 病史

有明确的腕关节外伤史，如跌倒时手撑地、突然扭转腕关节等；或长期从事重体力劳动或频繁使用腕关节的病史。

2. 症状

腕部疼痛、肿胀、酸痛无力，局部有压痛，腕关节功能活动受限。有时有皮下淤血。

3. 影像学检查

腕关节正、侧位 X 线检查可排除骨性病变。

（三）治疗

腕关节急、慢性扭伤使用黄帝内经对应经穴针刺法疗效肯定，本针刺法不但可治疗感受风寒、急慢性损伤、病理性损伤病变，而且对轻度骨折也有较好的消肿止痛疗效。选穴以阿是穴为主，兼顾腧穴、络穴。

1. 第一对应关系（踝部反应点）

① 部位：对侧足三阳、足三阴等经络踝部阿是穴、解溪、丘墟、昆仑、商丘、中封、太溪等对应压痛点。

② 刺法：用 1 寸毫针直刺或斜刺入软组织间，刺入后或行针活动患侧腕部，留针 30 分钟，1 天 1 次。

2. 第二对应关系（对应井穴）

① 部位：对侧足三阳、足三阴经井穴厉兑、至阴、足窍阴、隐白、大敦、涌泉等。

② 刺法：用三棱针、一次性采血针点刺放血，用手挤血，血色变而止或血尽而止，多个络穴依次点刺，2 天 1 次。

3. 第三对应关系（对应血络）

① 部位：对侧足三阳、足三阴络脉循行线上或附近的血络，以踝部为主。

② 刺法：用三棱针、一次性采血针点刺放血，血色变而止或血尽而止，多个血络依次点刺，2 天 1 次，一般 1～2 次即可。

4. 第四对应关系（对应髋关节反应点）

① 部位：病痛对侧足三阳、足太阴经络髋部髀关、秩边、环跳、阿是穴等对应压痛点。

② 刺法：用2～3寸毫针直刺入软组织间，病重可刺至骨膜，刺入后或行针活动患侧腕部，留针30分钟，1天1次，久病患者适宜。

5. 第五对应关系（其他对应反应点）

① 部位：对侧足三阳、足三阴循行线上其他压痛反应点。

② 刺法：用1.5～2寸毫针刺入后或行针活动患腕部，留针30分钟，1天1次。

（四）典型病例

李某某，女，65岁，左腕痛2个月。患者2个月来左腕尺侧疼痛，不能旋转，多次治疗效果不明显。查左腕尺侧压痛，诊为左腕关节损伤，辨为手太阳、少阴经病。同名经足太阳、少阴经右外踝后侧下阿是穴、昆仑、申脉压痛，内侧太溪轻压痛，给予针刺，嘱其轻活动左腕，40分钟后腕部疼痛、肿胀减轻，又给予右侧同名经至阴（井穴）一次性采血针点刺放血，疼痛进一步减轻，共针刺5次，腕痛消失，2个月随访，未复发。

十一、桡骨茎突狭窄性腱鞘炎

桡骨茎突狭窄性腱鞘炎是由于拇指或腕部活动频繁，使拇短伸肌和拇长展肌腱在桡骨茎突部腱鞘内长期相互反复摩擦，导致该处肌腱与腱鞘产生无菌性炎症反应，局部出现渗出、水肿和纤维化，鞘管壁变厚，肌腱局部变粗，造成肌腱在腱鞘内的滑动受阻而引起桡骨茎突部疼痛、活动加重的病证。属于伤筋范畴。

（一）病因病机

桡骨茎突狭窄性腱鞘炎与手太阴经等经络有关，通过手足太阴经脉、络脉、经筋循行、交会等加强左右、上下之间的联系。

1. 相关经脉、经筋、络脉

（1）经脉　手太阴经循行腕、前臂前内侧，手太阴经气不通，则出现腕前内侧痛。

（2）经筋　手太阴经筋“行寸口外侧，上循臂”，其受凉、损伤则致“所过者支转筋”。

（3）络脉　手太阴皮部、浮络、孙络随经脉、经筋位于腕前内侧，其血络反映了手太阴络脉瘀滞状况，也可有手太阴络脉的络穴受累。

2. 经络病因病机

桡骨茎突部活动量大，骨突较高，易于损伤，暴露在外，也可感外邪。外伤、慢性劳损、外邪等使手太阴经络阻滞或经络失所养，邪气传播、流溢、流注、倾移至足太阴经络而致疼痛，可单纯筋、经筋受病引起，也可与经脉、络脉先后或同时致病。

（二）诊断

1. 病史

好发于需反复进行手部机械运动的人群及腕部长时间承重者，有长期过度使用腕部和拇指的病史。

2. 症状

桡骨茎突处隆起、疼痛，可向前臂及拇指放射痛，活动腕及拇指时疼痛加重，不能提重物。

3. 体征

桡骨茎突处明显压痛，有时可触及硬结节，腕和拇指活动稍受限。握拳尺偏试验阳性：拇指屈曲置于掌心，握拳后腕关节尺偏时桡骨突处剧痛。

（三）治疗

桡骨茎突狭窄性腱鞘炎是手太阴经络病变，取同名足太阴经络对应穴位针刺有较好的疗效。

1. 第一对应关系（对应踝关节反应点）

① 部位：病痛对侧足太阴经络踝部商丘、阿是穴等对应压痛点。

② 刺法：用 1 寸毫针直刺入软组织间，刺入后或行针活动患腕，留针 30 分钟，1 天 1 次。

2. 第二对应关系（髋部反应点）

① 部位：对侧足太阴经络髋部冲门、阿是穴等对应压痛点。

② 刺法：用 2 寸毫针直刺或斜刺入软组织间，刺入后或行针活动患腕，留针 30 分钟，1 天 1 次。

3. 第三对应关系（对应井穴）

① 部位：对侧足太阴经井穴隐白。

② 刺法：用三棱针、一次性采血针点刺放血，用手挤血，血色变而止或血尽而止，多个络穴依次点刺，2 天 1 次。

4. 第五对应关系（对应反应血络）

① 部位：对侧足太阴络脉循行线上或附近的血络。

② 刺法：用三棱针、一次性采血针点刺放血，血色变而止或血尽而止，2 天 1 次，一般 1～2 次即可。

5. 第六对应关系（其他对应反应点）

① 部位：对侧足太阴经络循行线上其他压痛等反应点。

② 刺法：用 1.5～2 寸毫针刺入后或行针活动患腕，留针 30 分钟，1 天 1 次。

（四）典型病例

梁某某，男，53 岁，左腕痛 2 年，加重 1 个月。患者 2 年前无明显原因出现左桡骨茎突部疼痛，向前臂及拇指放射痛，活动腕及拇指时疼痛加重，近 1 个月疼痛加重，晚上影响睡眠，左桡骨茎突部压痛，诊为左桡骨茎突狭窄性腱鞘炎，辨为手太阴经病。右同名经足太阴经踝部商丘上压痛，给予右侧商丘压痛点针刺 3 针，轻轻活动左腕，疼痛症状减轻；右同名经足太阴经髋部冲门下压痛点针刺，1 日 1 次；右侧同名经足太阴经井穴隐白一次性采血针点刺，用手挤血，疼痛进一步减轻，放血 2 日 1 次；共针刺 10 次，放血 4 次，腕痛消失。

十二、腕管综合征

腕管综合征是由于正中神经在腕管内受压而出现的手指麻木、疼痛的病证。本病是常见的周围神经卡压性疾病，属于痹证、伤筋范畴。

（一）病因病机

1. 相关经脉、经筋、络脉

腕管综合征与手厥阴经有关，通过手足厥阴等经脉、络脉、经筋循行、交会等加强左右、上下之间的联系。

（1）手厥阴经脉　手厥阴经循行前臂、腕内侧中线，手厥阴经不通，可出现腕、手内侧疼痛、麻木等。

（2）手厥阴经筋　手厥阴经筋分布于前臂、腕内侧中线，劳损、受凉易致经筋拘急疼痛。

（3）手厥阴络脉　手厥阴皮部、浮络、孙络随经脉、经筋位于前臂、腕内侧中线，其血络反映了手厥阴络脉瘀滞状况，也可有手厥阴孙络的络穴受累。

2. 经络病因病机

腕部活动量大，使腕部内侧韧带、肌腱易于损伤，暴露在外，易感外邪。外伤、慢性劳损、外邪等使手厥阴经络阻滞，传播、流注、流溢、倾移于足厥阴经络而发病，表现为单纯经脉病、或络脉病、或经筋病，可经脉、络脉、经筋先后或同时致病。

（二）诊断

1. 病史

通常起病缓慢，对于有一定疾病基础的患者，频繁、反复、用力的手及腕部活动可诱发本病。

2. 症状

手指麻木、疼痛，尤其是拇、示、中指三指明显，活动后或干活时可稍缓解，休息后明显，尤其是夜间。做针线活、驾车等活动也会引起手指麻木的加重，部分患者有前臂甚至整个上肢的麻木或感觉异常。

3. 体征

手指感觉减退或丧失，拇短展肌和拇对掌肌肌力下降，甚至可出现大鱼际桡侧肌肉萎缩，拇指不灵活。

（三）治疗

腕管综合征与手厥阴经络有关，针刺取同名足厥阴经穴位，可作为辅助疗法。

1. 第一对应关系（对应踝关节反应点）

① 部位：病痛对侧足厥阴经络踝部阿是穴、中封等对应压痛点。

② 刺法：用 1 寸毫针直刺入软组织间，病重可刺至骨膜，刺入后或行针活动患腕，留针 30 分钟，1 天 1 次。

2. 第二对应关系（髋部反应点）

① 部位：对侧足厥阴经络髋部阴廉、阿是穴等对应压痛点。

② 刺法：用 3 寸毫针直刺或斜刺入软组织间，刺入后或行针活动患腕，留针 30 分钟，1 天 1 次。

3. 第三对应关系（对应井穴）

① 部位：对侧足厥阴经井穴大敦。

② 刺法：用三棱针、一次性采血针点刺放血，用手挤血，血色变而止或血尽而止，2 天 1 次。

4. 第四对应关系（对应反应血络）

① 部位：对侧足厥阴经络脉循行线上或附近的血络。

② 刺法：用三棱针、一次性采血针点刺放血，血色变而止或血尽而止，多个血络依次点刺，2 天 1 次，一般 1～2 次即可。

5. 第五对应关系（其他对应反应点）

① 部位：对侧足三阴经循行线上其他压痛等反应点。

② 刺法：用 1.5～2 寸毫针直刺或斜刺，刺入后或行针活动患腕，留针 30 分钟，1 天 1 次。

十三、屈指肌腱狭窄性腱鞘炎

屈指肌腱狭窄性腱鞘炎是由于屈指肌腱与掌指关节处的屈指肌腱纤维鞘管反复摩擦，产生慢性无菌性炎症，局部出现渗出、水肿和纤维化，鞘管壁变厚，肌腱局部变粗，阻碍了肌腱在该处的滑动而引起手掌部疼痛、压痛和患指伸屈活动弹响指受限的病证，又称为扳机指或弹响指，属于痹证、伤筋范畴。

（一）病因病机

1. 相关经脉、经筋、络脉

屈指肌腱狭窄性腱鞘炎与手三阴等经络有关，通过手三阴等经脉、络脉、经筋循行、交会等加强左右、上下之间的联系。

（1）经脉　手太阴经循行手拇指掌侧，分支到示指掌侧；手厥阴经循行手中指掌侧，分支到环指掌侧；手少阴经循行手小指掌侧。

（2）经筋　手三阴经筋分布于手指掌侧，劳损、受凉易致经筋拘急疼痛、屈伸不利。

（3）络脉　手三阴络脉随经脉、经筋密集分布于手指内侧面，尤其是指尖处，其血络反映了手三阴络脉瘀滞状况，也可有手三阴的络穴受累。

2. 经络病因病机

掌指活动量大，使掌指关节部易于损伤，手暴露在外，日常生活易感寒凉。慢性劳损、外邪侵袭等使掌指关节内侧血溢脉外，痹阻手三阴经络，以手太阴经络拇掌指为主，邪气传播、流注、流溢、倾移于足三阴经络。可单纯经脉、络脉、经筋受病，也可经脉、络脉、经筋先后或同时致病。

（二）诊断

1. 病史

手指活动过量史。

2. 症状

手掌部疼痛，患指屈伸功能障碍，清晨醒来时特别明显，活动后能减轻或消失，疼痛有时向腕部放射。当弯曲患指时，突然停留在半弯曲位，手指既不能伸直，又不能屈曲，像被突然卡住一样，酸痛难忍。以拇指多见，其他四指偶发。

3. 体征

手掌面患指掌骨头处可摸到一结节状物，手指屈伸时可感到结节状物滑动，压痛明显，患指屈伸受限。

（三）治疗

屈指肌腱狭窄性腱鞘炎与手三阴等经络有关，尤其手太阴经，针刺取同名足三阴经穴位，由于经络循行与屈指肌腱狭窄性腱鞘炎病变部位不完全一致，取穴同名经络穴位与掌指、跖趾数对应结构相结合，多是掌指对应的跖趾阿是穴。

1. 第一对应关系（对应跖趾关节反应点）

① 部位：病痛对侧足底对应的跖趾关节压痛点。

② 刺法：用 0.5～1 寸毫针直刺入软组织间，可以刺 1 针，也可刺 2～3 针，病重可刺至骨膜，刺入后或行针活动患指，留针 30 分钟，1 天 1 次。

2. 第二对应关系（对应井穴）

① 部位：对侧足三阴等经络井穴隐白、大敦、涌泉等。

② 刺法：用三棱针、一次性采血针点刺放血，用手挤血，血色变而止或血尽而止，2 天 1 次。

（四）典型病例

张某某，女，41 岁，右拇指疼痛 1 个月。患者 1 个月来无明显原因出现右拇指疼痛，屈伸活动加重。查右第一掌指关节内侧压痛、有结节，诊为右拇指屈指肌腱狭窄性腱鞘炎，辨为手太阴经病。同名经足太阴经左跖趾关节内下压痛，给予左跖趾关节内下压痛点针刺，嘱其活动右拇指，1 日 1 次，每次 30 分钟；左同名经足太阴经井穴隐白点刺放血，2 日 1 次。针刺 7 次，右拇指疼痛及压痛消失。

十四、掌指、指间关节损伤

掌指与指间关节损伤是指外伤、劳损作用造成掌指与指间关节的关节囊、筋膜、韧带等组织的损伤。

（一）病因病机

掌指与指间关节损伤与手三阴、手三阳等经络有关，通过手足三阴、手足三阳等经脉、络脉、经筋循行、交会等加强左右、上下之间的联系。

1. 相关经脉、经筋、络脉

（1）经脉　手太阴经循行手拇指，手阳明经循行手食指，手厥阴经循行手中指，手少阳经循行手环指，手少阴、太阳经循行手小指。

（2）经筋　手三阴三阳经筋循行于手指，劳损、受凉易致经筋急拘疼痛。

（3）络脉　手三阴络脉随经脉、经筋密集分布手指掌面，手三阳络脉随经脉、密集分布于手指背面，其血络反映了手三阴、三阳络脉瘀滞状况，也可有手三阴、三阳络穴受累。

2. 经络病因病机

手暴露在外、活动量大，使掌指、指间关节部易于损伤。外伤、慢性劳损等使掌指、指间关节内侧血溢脉外，痹阻手三阴三阳经络而致掌指、指间关节部，瘀血之邪传播、流溢、流注、倾移于足三阴三阳经络而致手指疼痛、屈伸障碍，可单纯经脉受病引起，也可与经脉、络脉、经筋先后或同时致病。

（二）诊断

1. 病史

掌指与指间关节扭挫伤、劳损史，多见于青壮年。

2. 症状

掌指与指间关节疼痛、肿胀，屈伸受限，活动加重。

3. 检查

掌指与指间关节压痛，确定压痛上下、内外、前后的位置、主次及范围大小。

（三）治疗

掌指、指间关节损伤与手三阴、手三阳等经络有关，针刺取同名足三阴、足三阳经对应穴位，由于经络循行与掌指与指间关节扭挫伤病变部位不完全一致，故取同名经络穴位与掌跖、指趾数对应结构，拇指对应足大趾、示指对应第二趾、中指对应第三趾、环指对应第四趾、小指对应第五趾，掌指对应跖趾，不是关节所有部位都取，而是只取对应压痛部位，不但要对准关节，还要找准关节偏上偏下、偏左偏右，精准定位。

1. 第一对应关系（对应跖趾、趾间关节反应点）

① 部位：病痛对侧足对应的跖趾、趾间关节对应压痛点。

② 刺法：用0.5寸毫针直刺入软组织间，病重可刺至骨膜，刺入后或行针活动患指，留针30分钟，1天1次。

2. 第二对应关系（对应井穴）

① 部位：对侧足三阴、三阳等经络井穴厉兑、足窍阴、至阴、隐白、大敦、涌泉等。

② 刺法：用三棱针、一次性采血针点刺放血，用手挤血，血色变而止或血尽而止，2天1次。

（四）典型病例

黄某某，女，59岁，右拇指间关节痛1个月。患者1个月来无明显原因出现右拇指间关节疼痛，屈伸活动加重。查右第一指间关节背面偏内侧压痛，诊为右拇指间关节炎，辨为手太阴经病。取左同名经足太阴经足大趾趾间关节背面偏内压痛点以0.5寸毫针3针针刺，嘱其活动右拇指，疼痛当即减轻，留针45分钟，1日1次；左同名经足太阴经井穴隐白点刺放血，2日1次，针刺4次，右拇指疼痛及压痛消失。

十五、急性腰扭伤

急性腰扭伤是腰部肌肉、筋膜、韧带等软组织因外力作用突然受到过度牵拉而引起的急性撕裂伤，常发生于搬抬重物、腰部肌肉强力收缩时。

（一）病因病机

1. 相关经脉、经筋、络脉循行、主病

急性腰扭伤与足太阳、足少阳、督脉等经络有关，通过手足太阳、少阳、任督等经脉、络脉、经筋循行、交会等加强左右、上下之间的联系。

（1）足太阳经脉、经筋、络脉的循行、主病

① 足太阳经过腰中、下夹脊，足太阳之正加强了足太阳经对腰部的联系，足太阳经气不通则出现脊痛、腰似折等。

② 足太阳经筋上夹脊、分布于腰部，足太阳经筋受寒腰脊疼痛、反折。

③ 足太阳皮部、浮络、孙络随经脉、经筋位于腰部，其血络反映了足太阳络脉瘀滞状况，也可有足太阳络脉的络穴受累。

（2）足少阳经脉、经筋、络脉的循行、主病

① 足少阳经脉循行于腰侧、臀部。

② 足少阳经筋维筋相交、循行于腰侧、臀部。

③ 足少阳皮部、浮络、孙络随经脉、经筋位于腰侧，其血络反映了足少阳络脉瘀滞状况，也是腰痛的好发部位，也可有足少阳络脉的络穴受累。

（3）督脉及其络脉的循行、主病

① 督脉贯脊抵腰中，督脉为病则腰正中疼痛、脊强反折。

② 督脉络脉别走太阳，加强督脉对腰脊的联系。

2. 经络病因病机

急性腰扭伤由于急性外伤等使血溢脉外，局部瘀阻，阻滞经络，经络运行不通，本病主要是足太阳经、督脉、足少阳经等经络，邪气可传播、流注、流溢、倾移至手太阳、少阳经络、任脉等，可为单纯经脉病、或经筋病、或络脉病，多为经脉、经筋、络脉同时涉及。

（二）诊断

1. 病史

有搬抬重物、腰部强力负重、行走滑倒、闪扭躯体等损伤史。

2. 症状

腰部剧烈疼痛是急性腰扭伤的主要症状，疼痛性质为刺痛、胀痛或撕裂样痛。伤后重者疼痛剧烈，当即不能活动；轻者尚能工作，但休息后或次日疼痛加重，甚至不能起床。腰部活动受限，不能挺直，俯、仰、扭转感困难，咳嗽、喷嚏、大小便时可使疼痛加剧。站立时往往用手扶住腰部，坐位时用双手撑于椅子，以减轻疼痛。

3. 检查

腰部肌肉紧张、压痛及牵引痛明显。

（三）治疗

急性腰扭伤正中为督脉病变，椎旁为足太阳经络病变，偏于体侧为足少阳

经络病变，取相应同名经手太阳、少阳、任脉腧穴等，多有较好疗效，也可配合其他疗法。

1. 第一对应关系（肘部反应点）

① 部位：对侧手太阳、少阳经络肘部阿是穴、小海、天井等对应压痛点。

② 刺法：用 1.5 寸毫针直刺或斜刺入软组织间，刺入后或行针活动腰部，留针 30 分钟，1 天 1 次。

2. 第二对应关系（对应腕关节反应点）

① 部位：病痛对侧手太阳、少阳经络腕部阳谷、腕骨、养老、阳池、阿是穴等对应压痛点。

② 刺法：用 1 寸毫针直刺入软组织间，刺入后或行针活动腰部，留针 30 分钟，1 天 1 次。

3. 第三对应关系（对应井穴）

① 部位：对侧手太阳、少阳经络井穴少泽、关冲等。

② 刺法：用三棱针、一次性采血针点刺放血，用手挤血，血色变而止或血尽而止，2 天 1 次。

4. 第四对应关系（任脉对应穴位）

① 部位：任脉对应上胸部华盖、璇玑、天突等压痛点。

② 刺法：用 1 寸毫针直刺入软组织间，刺入后或行针活动腰部，留针 30 分钟，1 天 1 次。

（四）典型病例

冯某某，男，37 岁，腰扭伤疼痛 3 小时。患者 3 小时前因活动不慎扭腰，腰部右侧疼痛，不敢活动，腰被动体位，查第四腰椎旁约 2 厘米处压痛，诊断为急性腰扭伤（右），辨为足太阳经病。给予左侧同名手太阳经肘部阿是穴、小海及腕部阳谷、腕骨压痛点针刺，左侧同名经手太阳经井穴少泽点刺放血，血尽而止，嘱其轻轻活动腰部，腰痛逐渐减轻，留针 60 分钟，腰痛、压痛消失。

十六、腰肌劳损

腰肌劳损是指腰部肌肉及其附着点慢性积累性的损伤而引起的无菌性炎

症，以腰部疼痛、反复发作、劳累后加重为主要临床表现的病证。属腰痛、痹证等范畴。

（一）病因病机

1. 相关经脉、经筋、络脉循行、主病

腰肌劳损与足太阳、督脉等经络有关，通过手足太阳、任、督等经脉、络脉、经筋循行、交会等加强左右、上下之间的联系。

（1）足太阳经脉、经筋、络脉的循行、主病

① 足太阳经经过腰中、下夹脊，足太阳之正加强了足太阳经对腰部的联系，足太阳经气不通则出现腰痛、腰似折等。

② 足太阳经筋上夹脊、循行于腰部，足太阳经筋受寒则腰痛、脊反折。

③ 足太阳皮部、浮络、孙络随经脉、经筋位于腰部，其血络反映了足太阳络脉瘀滞状况，也可有足太阳络脉的络穴受累。

（2）督脉及其络脉的循行、主病

① 督脉贯脊抵腰中，督脉为病则腰正中部位疼痛、脊强反折。

② 督脉络脉别走太阳，加强督脉对腰脊的联系。

2. 经络病因病机

腰肌劳损由于急性外伤失治误治、慢性劳损等使局部瘀血，阻滞足太阳、督脉经络，或正气不足，经络空虚，外邪侵袭，痹阻足太阳、督脉，邪气传播、流注、流溢、倾移至手太阳、任脉所致。可为单纯经脉病，或经筋病，或络脉病，多为经脉、经筋、络脉同时涉及。

（二）诊断

1. 病史

患者通常有长期从事体力劳动、久坐不动、腰部姿势不良等病史，或暴力损伤史、受凉史。

2. 症状

腰部隐痛、酸痛、钝痛，时轻时重，反复发作，疼痛可向臀部放射。休息后减轻，劳累或天气变化时疼痛加重。

3. 体征

腰部活动可正常或受限，韧带、肌肉骨骼附着点可有疼痛和压痛。

（三）治疗

腰肌劳损要明确腰痛部位，正中为督脉病变，椎旁为足太阳经络病变，与急性腰扭伤针刺法基本相同，取相应同名经手太阳、任脉腧穴等，疗效慢于急性腰扭伤。

1. 第一对应关系（肘部反应点）

① 部位：对侧手太阳经络肘部阿是穴、小海等对应压痛点。

② 刺法：用1～1.5寸毫针直刺或斜刺入软组织间，刺入后或行针活动腰部，留针30分钟，1天1次。

2. 第二对应关系（对应腕关节反应点）

① 部位：病痛对侧手太阳经络腕部阳谷、腕骨、养老以及任脉阿是穴等对应压痛点。

② 刺法：用1寸毫针直刺入软组织间，刺入后或行针活动腰部，留针30分钟，1天1次。

3. 第三对应关系（对应井穴）

① 部位：对侧手太阳经络井穴少泽等。

② 刺法：用三棱针、一次性采血针点刺放血，用手挤血，血色变而止或血尽而止，2天1次。

4. 第四对应关系（任脉对应穴位）

① 部位：任脉对应上胸部天突、璇玑、华盖等压痛点。

② 刺法：用1寸毫针直刺入软组织间，刺入后或行针活动腰部，留针30分钟，1天1次。

5. 第五对应关系

可配合足经相应穴位针刺、血络放血。

（四）典型病例

刘某某，男，42岁，腰痛3年，加重2天。患者3年来时常腰痛，时好时坏，近2天加重，以致不敢活动，查左第四、五腰椎正中及椎旁约2厘米处压痛，诊断为腰肌劳损（左），辨为足太阳、督脉络脉病。给予右侧同名经手太阳经肘部小海、阿是穴，腕部阳谷、后溪、腕骨，督脉上部龈交及任脉上胸部压痛穴位交替针刺，1 日 1 次，留针 30 分钟；右侧同名经手太阳经井穴少泽点刺放血，2 日 1 次。治疗 9 次，腰痛消失，2 个月后随访，未复发。

十七、腰椎间盘突出症

腰椎间盘突出症是指腰椎间盘发生退行性改变，在外力等因素的作用下，椎间盘的纤维环破裂，髓核从破裂之处突出，刺激或压迫相应水平的脊神经根、脊髓等，从而产生腰部疼痛，一侧下肢或双下肢麻木、疼痛等一系列临床症状。属于腰痛、痹证等范畴。

（一）病因病机

1. 相关经脉、经筋、络脉的循行、主病

腰椎间盘突出症与足太阳、足少阳、督脉等经络有关，部分还与足少阴、厥阴有关，通过手足太阳、手足少阳、任、督等经脉、络脉、经筋循行、交会等加强左右、上下之间的联系。

（1）足太阳经脉、经筋、络脉的循行、主病

① 足太阳经过腰中、下夹脊，循行于腰部、下肢后侧、足外侧等，足太阳之正加强了足太阳经对腰部的联系，足太阳经气不通则出现腰痛、腰似折、髀不可以屈、腘如结、踹如裂以及背、腰尻、腘、踹、脚皆痛等症状。

② 足太阳经筋上夹脊，循行于腰部、下肢后侧、足外侧，足太阳经筋受寒则小趾支跟肿痛、腘挛、脊反折。

③ 足太阳皮部、浮络、孙络随经脉、经筋位于腰部、下肢后侧、足外侧，其血络反映了足太阳络脉瘀滞状况，也可有足太阳络脉的络穴受累。

（2）足少阳经脉、经筋、络脉的循行、主病

① 足少阳经脉循行于臀部、下肢、足外侧，足少阳经气不通则髀、膝外至胫、绝骨、外踝前及诸节皆痛，小趾、次趾不用。

② 足少阳经筋维筋相交，分布于臀部、下肢外侧、足外侧，足少阳经筋聚结则小趾、次趾支转筋、引膝外转筋、膝不可屈伸、腘筋急、前后牵扯疼痛。

③ 足少阳皮部、浮络、孙络随经脉、经筋位于腰侧、下肢、足外侧，其血络反映了足少阳络脉瘀滞状况，也可有足少阳络脉的络穴受累。

（3）足少阴经脉、经筋、络脉的循行、主病

① 足少阴经贯脊，足少阴之正加强了足少阴经与腰部、下肢后侧的联系，足少阴经气不通则脊与股内后廉痛。

② 足少阴经筋循脊内夹膂，主管腰部的屈伸、俯仰活动，足少阴经筋聚结则腰屈伸、俯仰受限。

③ 足少阴络脉外贯腰脊，络脉虚弱则腰痛。足少阴皮部、浮络、孙络随经脉、经筋位于下肢内后侧，其血络反映了足少阴络脉瘀滞状况，也可有足少阴络脉的络穴受累等。

（4）足厥阴经脉、络脉的循行

① 足厥阴经脉循行于腰旁，足厥阴经不通则腰痛不可以俯仰。

② 足厥阴皮部、浮络、孙络随经脉、经筋位于下肢内侧，其血络反映了足厥阴络脉瘀滞状况。

（5）督脉及其络脉的循行、主病

① 督脉贯脊抵腰中，督脉为病则腰正中部位疼痛、脊强反折。

② 督脉络脉别走太阳，加强督脉对腰脊的联系。

2. 经络病因病机

腰椎间盘突出症由于外伤、劳损等局部瘀血，阻滞经络；或卫外不固，外邪入侵，循经络侵袭于腰腿经络，气血阻滞不通；或正气不足，经络空虚，经脉失养；或奇邪侵袭一侧，流溢对侧。本病病位主要是足太阳、足少阳、足少阴、足厥阴、督脉等经络，邪气传播、流注、流溢、倾移至手太阳、手少阳、手少阴、手厥阴、任脉等所致，但有所侧重，以太阳经、少阳经、任脉为主，可为单纯经脉病，或经筋病，或络脉病，多为经脉、经筋、络脉同时涉及，经脉、经筋、络脉同病或共病。

（二）诊断

腰椎间盘突出症青壮年多发，男性多于女性，常有腰部外伤史。

（1）腰痛　腰痛为腰椎间盘突出症最常见的症状，主要部位在下腰部或腰骶部，疼痛性质多为慢性钝痛，也可急性剧痛，腰痛活动加重，休息减轻。

（2）坐骨神经痛　80%的腰椎间盘突出症患者出现坐骨神经痛，疼痛的性质常为麻痛、针刺样痛、烧灼样痛、刀割样痛，疼痛程度差别较大，疼痛多为一侧，极少数表现为双侧，疼痛多起于臀部，向下放射，少数可出现由下向上

放射，疼痛可因咳嗽、打喷嚏、大便而加重。患者多采取各种体位以减轻痛苦，如屈腰、屈髋、屈膝等，使椎管容积增大，坐骨神经因松弛而使疼痛减轻。

（3）腹股沟痛、大腿前内侧痛　高位腰椎间盘突出使 $L_1 \sim L_3$ 神经根受累而出现相应神经分布区腹股沟、大腿前内侧痛；下位腰椎间盘突出症由于刺激交感神经，也可引起下腹部、大腿前内侧、会阴部疼痛。

（4）间歇性跛行　由于行走时椎管内受阻的静脉丛逐渐充血，加重了神经根的充血和受压程度，症状加重，患者行走一定距离后感腰腿部疼痛、麻木无力加重，无法行走，取坐位或蹲位后，症状缓解或消失，可继续行走，为间歇性跛行。

（5）下肢麻木、发凉　部分腰椎间盘突出症可出现患肢麻木，且与神经分布区一致；如果突出的椎间盘组织刺激了椎旁的交感神经纤维或窦椎神经的交感神经纤维，反射性地引起下肢血管收缩，也可出现患肢发凉。

（6）下肢肌力减弱　腰椎间盘突出症压迫神经根严重或时间过久，可引起该神经根分布区域肌力减弱，甚则肌肉瘫痪等。

（7）马尾综合征　中央型或中央旁型腰椎间盘突出，巨大的突出物压迫平面以下马尾神经，出现马尾综合征，表现为肛门、尿道括约肌和性功能障碍，如会阴部麻木、便秘、排尿困难、二便失禁、阳痿等，也可见双侧严重坐骨神经痛。

（8）脊柱侧弯、活动受限　腰椎侧弯是为减轻疼痛，骶棘肌痉挛，限制腰部活动，以减轻受压迫神经根的张力所致。

（9）压痛　腰椎间盘突出症并发神经根炎，可出现椎旁20～30毫米处压痛，棘突间、棘突上压痛、叩击痛。臀部、下肢后侧、外侧也可出现压痛。

（10）步态变化　腰椎间盘突出症状较重时可出现拘谨姿态，前倾或跛行，常以双手扶腰，需扶拐或他人扶持才可行走。

（11）下肢肌肉萎缩　突出的腰椎间盘压迫神经根，患肢不敢用力，引起下肢不同程度的肌肉萎缩，肌力减弱，甚至踝关节、趾失去背屈能力。

（12）神经功能障碍　感觉神经障碍可出现下肢麻木、感觉减退，为腰椎间盘突出压迫神经所致，对腰椎间盘突出定位有一定意义。运动神经障碍可出现肌力减弱，但对定位意义不大，因肌神经受多个神经根支配。

（13）特殊检查

① 直腿抬高试验：腰及小腿外侧有放射性疼痛为阳性。

② 仰卧挺腹试验：大腿前方放射性疼痛为阳性。

③ 屈颈试验：屈颈过程中，腰部及患肢后侧放射性疼痛为阳性。

④ 股神经牵拉试验阳性：俯卧位屈膝后伸髋，大腿前侧痛提示高位突出。

（14）影像学检查

① X 线片示腰椎生理曲度变直、侧弯、间隙变窄、双侧不等宽、椎间孔变小、骨质增生。

② CT 示腰椎间盘膨出、突出或脱出，神经根或硬膜囊受压、移位、腰椎管狭窄、黄韧带肥厚、侧隐窝狭窄等。MRI 示硬膜囊、脊髓、神经根受压等。

（三）辨证分经

腰椎间盘突出症症状多出现在腰部、臀部、下肢，为督脉、足三阳、足三阴的循行范围，根据症状而辨别经络分类可提高治疗效果。

（1）督脉经病　腰背疼痛、僵硬、屈伸不利，腹肌紧张，腰部正中压痛等。《素问·骨空论》曰："督脉为病，脊强反折。"

（2）足太阳经病　最常见，腰、臀、患肢后侧疼痛，也可向患侧下肢、脚放射，患肢麻木无力，腰、臀、下肢后侧压痛，活动受限或不利，严重者不敢活动。

（3）足少阳经病　较多见，腰痛，臀部疼痛，大腿外侧中线、小腿外侧疼痛，腰部可有歪斜，活动加重，小腿外侧麻木无力，腰部、患肢外侧正中压痛。

（4）足阳明胃经病　较少见，腰痛，臀部痛，大腿外侧、小腿前外侧疼痛、麻木，腰部、臀外侧、患肢前外侧压痛，活动不灵。

（5）足少阴肾经病　少见，腰痛，腹股沟内侧疼痛，小腿内侧后缘疼痛、麻木，腰部压痛，活动不利或受限，小腿内侧压痛。

（6）足厥阴肝经病　少见，腰痛，活动时加重，腹股沟处疼痛，患肢内侧中线疼痛、麻木、压痛，痛重者不敢活动。

（四）治疗

腰椎间盘突出症要明确腰痛部位，正中为督脉病变，椎旁、下肢后侧为足太阳经络病变，偏于体侧、下肢外侧为足少阳经络病变，取相应同名经手太阳、少阳、任脉腧穴等，也可配合手少阴、厥阴穴位，较重或效果不理想配合局部治疗或其他疗法。

1. 第一对应关系（对应腕关节反应点）

① 部位：病痛对侧手太阳、少阳经络腕部阳谷、腕骨、养老、阳池、阿是穴等对应压痛点。

② 刺法：用 1 寸毫针直刺入软组织间，刺入后或行针活动患侧腰腿，留针 30 分钟，1 天 1 次。

2. 第二对应关系（肩部反应点）

① 部位：对侧手太阳、少阳经络肩部肩髎、肩贞、阿是穴等对应压痛点。

② 刺法：用 1.5 寸毫针直刺或斜刺入软组织间，刺入后或行针活动患侧腰臀，留针 30 分钟，1 天 1 次。

3. 第三对应关系（肘部反应点）

① 部位：对侧手太阳、少阳经络肘部小海、天井、阿是穴等对应压痛点。

② 刺法：用 1.5 寸毫针直刺或斜刺入软组织间，刺入后或行针活动患侧腰腿，留针 30 分钟，1 天 1 次。

4. 第四对应关系（对应井穴）

① 部位：对侧手太阳、少阳经井穴少泽、关冲。

② 刺法：用三棱针、一次性采血针点刺放血，用手挤血，血色变而止或血尽而止，2 天 1 次。

5. 第五对应关系（任脉对应穴位）

① 部位：任脉对应上胸部（正中）压痛点。

② 刺法：用 1 寸毫针直刺入软组织间，刺入后或行针活动患侧腰腿，留针 30 分钟，1 天 1 次。

6. 第六对应关系（对应反应血络）

① 部位：对侧手太阳、少阳络脉循行线上或附近的血络。

② 刺法：用三棱针、一次性采血针点刺放血，血色变而止或血尽而止，2 天 1 次。

7. 第七对应关系（其他对应反应点）

① 部位：对侧手太阳、少阳经络循行线上其他压痛等反应点。

② 刺法：用 1.5～2 寸毫针刺入后或行针活动患侧腰腿，留针 30 分钟，1 天 1 次。

8. 第八对应关系（对应穴位点刺放血）

① 部位：对侧手太阳、少阳经络循行线上对应压痛穴位。

② 刺法：用三棱针、一次性采血针点刺放血，血色变而止或血尽而止，也可加拔火罐 8～10 分钟，2 天 1 次。

9. 第九对应关系

配合手少阴、厥阴经、足经相应穴位。

（五）典型病例

李某某，男，58 岁，腰部疼痛 1 年，伴左下肢疼痛、麻木 1 周。患者 1 年前无明显诱因出现腰部疼痛，疼痛每于久坐后加重，卧位休息后减轻，1 周前劳累致腰痛加重，伴左下肢疼痛、麻木感，查体 L_4～S_1 左侧椎旁压痛明显，左臀部、小腿外侧压痛，左下肢麻木，以左小腿外侧至左足趾麻木较著。左侧直腿抬高试验 70°，加强试验阳性。CT 示 L_4～L_5、L_5～S_1 椎间盘轻度突出，诊断为腰椎间盘突出症，辨为足太阳、足少阳经、督脉病，治疗取右侧同名经手太阳、手少阳经、任脉穴位，分别给予肘部小海、天井、阿是穴，腕部阳谷、腕骨、养老、后溪、阳池，肩部肩髎、肩贞及手太阳、少阳循行线上压痛点等毫针针刺，任脉天突、华盖压痛点毫针针刺，1 日 1 次，同名经手太阳、少阳经井穴少泽、关冲三棱针点刺放血，2 日 1 次，1 次治疗后腰、下肢疼痛、左下肢麻木减轻，先后治疗 12 次，腰部疼痛、左下肢麻木消失。

十八、腰椎管狭窄症

腰椎管狭窄症是指各种原因引起腰椎椎管结构异常、椎管内径变短，引起神经根或马尾神经受压，从而导致相应神经功能障碍的病证。以长期腰痛、腿痛、间歇性跛行为主要临床表现。多发于 40 岁以上的中老年人，属于腰痛、痹证等范畴。

（一）病因病机

腰腿部与足太阳经、督脉、足少阳经等经络关系密切，部分与足少阴经、足厥阴经等有关，通过手足太阳经、足少阳、任、督脉等经脉、络脉、经筋循行、交会等加强左右、上下之间的联系。

1. 相关经脉、经筋、络脉的循行、主病

（1）足太阳经脉、经筋、络脉的循行、主病

① 足太阳经过腰中、下夹脊，循行于腰部、下肢后侧、足外侧等，足太阳之正加强了足太阳经对腰部的联系，足太阳经气不通则出现脊痛、腰似折、髀不可以屈、腘如结、踹如裂以及背、腰、尻、腘、踹、脚皆痛等症状。

② 足太阳经筋夹脊，循行于腰部、下肢后侧、足外侧，足太阳经筋受寒则小趾支跟肿痛、腘挛、脊反折。

③ 足太阳皮部、浮络、孙络随经脉、经筋位于腰部、下肢后侧、足外侧，其血络反映了足太阳络脉瘀滞状况，也可有足太阳络脉的络穴受累。

（2）足少阳经脉、经筋、络脉的循行、主病

① 足少阳经脉循行于臀部、下肢、足外侧，足少阳经气不通则髀、膝外至胫、绝骨、外踝前及诸节皆痛、小趾次趾不用。

② 足少阳经筋维筋相交、位于臀部、下肢外侧、足外侧，足少阳经筋聚结则小趾次趾支转筋、引膝外转筋、膝不可屈伸、腘筋急、髋臀部前后牵扯疼痛。

③ 足少阳皮部、浮络、孙络随经脉、经筋位于腰侧、下肢、足外侧，其血络反映了足少阳络脉瘀滞状况，也可有足少阳络脉的络穴受累。

（3）督脉及其络脉的循行、主病

① 督脉贯脊抵腰中，督脉为病则脊强反折。

② 督脉络脉别走太阳，加强督脉对腰脊的联系。

2. 经络病因病机

腰椎管狭窄由于外伤、劳损血瘀经脉，阻滞脊柱经络，使经络运行不通，或正气不足，经络空虚，经脉失养。本病涉及足太阳、足少阳、督脉等，为邪气传播、流注、流溢、倾移于手太阳、少阳、任脉所致，可为单纯经脉病，或经筋病，或络脉病，或骨病，多为经脉、经筋、络脉、骨同时涉及，经脉、经筋、络脉、筋骨同病、共病，以骨为主，络脉影响最小。

（二）诊断

患者多为中老年人，男性多于女性，多见于 L_5 与 S_1 之间，偶尔发生于 L_4 与 L_5 之间。

（1）腰痛及腰腿痛　大多数患者有长期腰痛的病史，进而发展为从臀部向下肢的放射痛，站立、行走或活动后症状出现或加重，而坐位、腰椎前屈或蹲

位时症状有缓解。

（2）间歇性跛行　病人步行一段距离后，下肢出现逐渐加重的沉重、疼痛、麻木、乏力，以致被迫改变姿势或停止行走，稍弯腰休息或蹲坐数分钟后症状缓解；再走一段距离后又出现相似症状，不得不重复休息后再走，行走距离越来越短，而休息时间越来越长，但骑车多正常。间歇性跛行对本病的诊断具有重要意义。

（3）神经压迫症状　部分患者可有下肢麻木、冷感、乏力、肌肉萎缩以及鞍区麻木、大小便失禁或尿急或排尿困难等症状。

（4）特殊检查　腰部过伸动作可引起下肢麻痛加重，为腰椎过伸试验阳性，是诊断椎管狭窄症的重要体征。

直腿抬高试验少数为阳性。

（5）影像检查

① X 线检查：正位常显示腰椎轻度侧弯，关节突间距离变小，有退行性改变。侧位片显示椎管中央矢状径变小。脊髓造影正位片可出现条纹状或须根状阴影，或影柱呈节段性狭窄或中断。

② CT、MRI 检查：硬膜囊和骨性椎二者大小比例改变，硬膜囊和神经根受压，硬膜外脂肪消失或减少，关节突肥大使侧隐窝和椎管变窄，三叶状椎管，弓间韧带、后纵韧带肥厚等。

（三）治疗

腰椎管狭窄症为临床疑难病症，多难治愈，压痛等阳性反应越明显，疗效越好；没有压痛等阳性反应，疗效欠佳。腰椎管狭窄症要明确腰痛部位，正中为督脉病变，椎旁、下肢后侧为足太阳经络病变，下肢外侧为足少阳经络病变，取相应同名经手太阳、少阳、任脉腧穴等，腰椎管狭窄症治疗时间较长，要坚持治疗，多作为辅助疗法与其他针刺方法配合运用，阳性反应不明显或重症患者多需要手术。

1. 第一对应关系（对应腕关节反应点）

① 部位：病痛对侧手太阳、少阳经络腕部阳谷、腕骨、养老、阳池、阿是穴等对应压痛点。

② 刺法：1 寸毫针直刺入软组织间，刺入后或行针活动患侧腰腿，留针 30 分钟，1 天 1 次。

2. 第二对应关系（肘部反应点）

① 部位：对侧手太阳、少阳经络肘部小海、天井、阿是穴等对应压痛点。

② 刺法：用 1.5 寸毫针直刺或斜刺入软组织间，刺入后或行针活动患侧腰腿，留针 30 分钟，1 天 1 次。

3. 第三对应关系（对应井穴）

① 部位：对侧手太阳、少阳经井穴少泽、关冲。

② 刺法：用三棱针、一次性采血针点刺放血，用手挤血，血色变而止或血尽而止，2 天 1 次。

4. 第四对应关系（对应任脉穴位）

① 部位：任脉对应上胸部天突、华盖等压痛点。

② 刺法：用 1 寸毫针直刺入软组织间，刺入后或行针活动患侧腰腿，留针 30 分钟，1 天 1 次。

5. 第五对应关系（对应血络）

① 部位：对侧手太阳、少阳络脉循行线上或附近的血络。

② 刺法：用三棱针、一次性采血针点刺放血，血色变而止或血尽而止，2 天 1 次。

6. 第六对应关系（其他对应反应点）

① 部位：对侧手太阳、少阳经络循行线上前臂其他压痛点。

② 刺法：用 1.5～2 寸毫针刺入后或行针活动患侧腰腿，留针 30 分钟，1 天 1 次。

7. 第七对应关系（对应穴位点刺放血）

① 部位：对侧手太阳、少阳经络循行线上对应压痛穴位。

② 刺法：用三棱针、一次性采血针点刺放血，血色变而止或血尽而止，也可加拔火罐 8～10 分钟，2 天 1 次。

8. 第八对应关系

配合手少阴、厥阴、足经相应穴位。

（四）典型病例

许某某，男，72 岁，腰痛伴右下肢痛 1 个月，加重并间歇性跛行 5 天。

患者于1个月前出现腰部疼痛，伴右下肢疼痛，5天前疼痛加重，每行走约400米即疼痛难忍，中断行走，下蹲后还可继续行走，中西药物、推拿等治疗效果不佳，查L_4～S_1右侧椎旁压痛明显，右臀部、小腿后、外侧压痛，右侧直腿抬高试验70°，加强试验阳性，磁共振示L_4～L_5、L_5～S_1间盘突出并椎管狭窄。诊断为腰椎间盘突出症并椎管狭窄，辨为足太阳、少阳经、督脉病。取左侧同名经手太阳、少阳经肘部小海、天井、阿是穴，腕部后溪、阳谷、腕骨、养老、阳池、阿是穴，肩部肩髎、肩贞，任脉天突、华盖及手太阳、少阳循行线上压痛点等毫针针刺，1日1次；左同名手太阳经井穴少泽、关冲、血络三棱针点刺放血，下肢腘窝血络点刺放血，2日1次。1次治疗后腰、下肢疼痛、左下肢减轻，先后治疗20次，腰部左下肢疼痛消失，行走正常。

十九、第三腰椎横突综合征

第三腰椎横突综合征是第三腰椎横突部周围组织的慢性劳损，以慢性腰痛、局限性压痛为特征的症证。属于腰痛、痹证等范畴。

（一）病因病机

1. 相关经脉、经筋、络脉的循行、主病

第三腰椎横突综合征与足太阳、足少阳经络有关，通过手足太阳、手足少阳等经脉、络脉、经筋循行、交会等加强左右、上下之间的联系。

（1）足太阳经脉、经筋、络脉的循行、主病

① 足太阳经腰中下夹脊，足太阳之正加强了足太阳经对腰部的联系，足太阳经气不通则出现脊痛、腰似折、髀不可以屈。

② 足太阳经筋夹脊，分布于腰部。

③ 足太阳皮部、浮络、孙络随经脉、经筋位于腰部、下肢后侧，其血络反映了足太阳络脉瘀滞状况，也可有足太阳络脉的络穴受累。

（2）足少阳经脉、经筋、络脉的循行、主病

① 足少阳经脉循行于臀部、下肢外侧。

② 足少阳经筋“维筋相交”，分布于臀部，足少阳经筋聚结则“腘筋急，前引髀，后引尻”。

③ 足少阳皮部、浮络、孙络随经脉、经筋位于腰部、臀部、下肢外侧，其血络反映了足少阳络脉瘀滞状况，也可有足少阳络脉的络穴受累。

2. 经络病因病机

第三腰椎横突综合征由于外伤、劳损血瘀经脉，阻滞足太阳、少阳经络，使经络运行不通，或经络空虚，卫外不固，外邪入侵，循经络侵袭于腰部经络，气血阻滞，邪气传播、流注、流溢、倾移于手太阳、手少阳经络。本病可为单纯经脉病，或经筋病，或络脉病，多为经脉、经筋、络脉同病或共病。

（二）诊断

1. 病史

腰部有外伤史和劳损史。

2. 症状

腰部酸痛或钝痛，多数为单侧，少数为双侧。以腰部慢性、间歇性的酸痛乏力为主，部位较广泛，疼痛可达臀部及大腿前方。

3. 检查

第三腰椎横突外缘（相当于第二腰椎棘突下旁 4 厘米处）有明显压痛，并可触及条索状或结节状物，有弹响感。X 线平片可见第三腰椎横突较长。

（三）治疗

第三腰椎横突综合征疼痛在足太阳、少阳经络循行范围，针刺同名手太阳、少阳经络穴位，单侧病变只治疗单侧，双侧病变应同时治疗，如效果不理想可配合局部治疗。

1. 第一对应关系（肘部反应点）

① 部位：对侧手太阳、少阳经络肘部阿是穴、小海、天井等对应压痛点。

② 刺法：用 1.5 寸毫针直刺或斜刺入软组织间，刺入后或行针活动患侧腰腿，留针 30 分钟，1 天 1 次。

2. 第二对应关系（对应腕关节反应点）

① 部位：病痛对侧手太阳、少阳经络腕部阳谷、腕骨、养老、阳池、阿是穴等对应压痛点。

② 刺法：用 1 寸毫针直刺入软组织间，刺入后或行针活动患侧腰腿，留针 30 分钟，1 天 1 次。

3. 第三对应关系（对应井穴）

① 部位：对侧手太阳、少阳经井穴少泽、关冲。

② 刺法：用三棱针、一次性采血针点刺放血，用手挤血，血色变而止或血尽而止，2 天 1 次。

4. 第四对应关系（对应血络）

① 部位：对侧手太阳、少阳络脉循行线上或附近的血络。

② 刺法：用三棱针、一次性采血针点刺放血，血色变而止或血尽而止，2 天 1 次。

5. 第五对应关系（其他对应反应点）

① 部位：对侧手太阳、少阳经络循行线上前臂其他压痛等反应点。

② 刺法：用 1.5～2 寸毫针刺入后或行针活动患侧腰腿，留针 30 分钟，1 天 1 次。

二十、臀上皮神经损伤

臀上皮神经损伤是臀上皮神经在走行过程中受到牵连、压迫等损伤而出现腰臀部疼痛、麻木的病证。属于腰痛、伤筋等范畴。

（一）病因病机

1. 相关经脉、经筋、络脉的循行、主病

臀上皮神经损伤与足太阳、少阳经络有关，通过足手太阳、少阳等经脉、络脉、经筋循行、交会等加强左右、上下之间的联系。

（1）足太阳经脉、经筋、络脉的循行、主病

① 足太阳经腰中下夹脊，循行于腰臀部，足太阳之正加强了足太阳经对腰臀部的联系，足太阳经气不通则出现腰臀痛、髀不可以屈。

② 足太阳经筋循行于腰臀部，夹脊。

③ 足太阳皮部、浮络、孙络随经脉、经筋位于腰部、臀部、下肢后侧，其血络反映了足太阳络脉瘀滞状况，也可有足太阳络脉的络穴受累。

(2) 足少阳经脉、经筋、络脉的循行、主病

① 足少阳经脉循行于臀部、下肢外侧。

② 足少阳经筋"维筋相交"，分布于臀部，足少阳经筋聚结则"腘筋急，前引髀，后引尻"。

③ 足少阳皮部、浮络、孙络随经脉、经筋位于腰部、臀部、下肢外侧，其血络反映了足少阳络脉瘀滞状况，也可有足少阳络脉的络穴受累。

2. 经络病因病机

腰臀部活动量大，易于损伤。外伤、慢性劳损等使腰臀部血溢脉外，气滞血瘀，或外邪侵袭，痹阻足太阳、少阳，邪气传播、流注、流溢、倾移于手太阳、少阳经络所致，可单纯经脉、络脉病，也可与经脉、络脉、经筋先后或同时致病。

(二) 诊断

1. 病史

可有腰部过度活动史。

2. 症状

患侧腰臀部疼痛，呈刺痛、麻痛、撕裂样疼痛，大腿后侧可有牵扯痛，但不过膝。急性期疼痛较剧烈，弯腰受限，起坐困难，由坐位改站位时需攀扶他人或物体，患者常诉疼痛部位较深，区域模糊，没有明显的分布界限。

3. 体征

髂嵴中点直下 2～5 厘米处触及条索状硬物，压痛明显，有麻胀感。直腿抬高试验阳性，但不出现神经根性症状。

(三) 治疗

臀上皮神经损伤症状在足太阳、少阳经络循行范围，治疗取其同名手太阳、手少阳经络穴位，可配合其他针刺方法。

1. 第一对应关系（对应肩背反应点）

① 部位：病痛对侧手太阳、手少阳经络肩背部阿是穴、臑俞、秉风、天宗、肩井等对应压痛点。

② 刺法：用 1.5 寸毫针直刺入软组织间，刺入后或行针活动腰臀，留针

30 分钟，1 天 1 次。

2. 第二对应关系（对应腕关节反应点）

① 部位：病痛对侧手太阳、手少阳经络腕部阳谷、腕骨、养老、阳池、阿是穴等对应压痛点。

② 刺法：用 1 寸毫针直刺入软组织间，刺入后或行针活动患侧腰臀，留针 30 分钟，1 天 1 次。

3. 第三对应关系（肘部反应点）

① 部位：对侧手太阳、手少阳经络肘部小海、天井、阿是穴等对应压痛点。

② 刺法：用 1.5 寸毫针直刺或斜刺入软组织间，刺入后或行针活动患侧腰臀，留针 30 分钟，1 天 1 次。

4. 第四对应关系（对应井穴）

① 部位：对侧手太阳、手少阳经井穴少泽、关冲。

② 刺法：用三棱针、一次性采血针点刺放血，用手挤血，血色变而止或血尽而止，2 天 1 次。

5. 第五对应关系（对应血络）

① 部位：对侧手太阳、手少阳络脉循行线上或附近的血络。

② 刺法：用三棱针、一次性采血针点刺放血，血色变而止或血尽而止，2 天 1 次。

6. 第五对应关系（其他对应反应点）

① 部位：对侧手太阳、手少阳经络循行线上前臂其他压痛等反应点。

② 刺法：用 1.5～2 寸毫针刺入后或行针活动患侧腰臀，留针 30 分钟，1 天 1 次。

二十一、股骨头缺血性坏死

股骨头缺血性坏死是指因各种原因使股骨头发生部分或完全性缺血，导致该部位骨细胞、骨髓造血细胞及脂肪细胞坏死的病理过程。临床以髋部及周围疼痛、僵硬、活动受限行走困难为主要表现，当属骨蚀、骨痿、骨痹等范畴。

（一）病因病机

1. 相关经脉、经筋、络脉的循行、主病

股骨头缺血性坏死与足三阳经、足三阴经经络有关，通过足手三阴三阳等经脉、络脉、经筋循行、交会等加强左右、上下之间的联系。

（1）足太阳经脉、经筋、络脉的循行、主病

① 足太阳经夹脊，循行于髋部、大腿后侧，足太阳经气不利则髀不可以屈。

② 足太阳经筋夹脊，分布于腰、髋部、大腿后侧。

③ 足太阳皮部、浮络、孙络随经脉、经筋位于腰、髋部、下肢后侧，其血络反映了足太阳络脉瘀滞状况，也可有足太阳络脉的络穴受累。

（2）足少阳经脉、经筋、络脉的循行、主病

① 足少阳经循行于髋部、大腿外侧，足少阳经别加强了足少阳经与髋部、大腿外侧的联系，足少阳经气不利则髀痛。

② 足少阳经筋维筋相交，分布于髋部、大腿外侧，足少阳经筋劳损、受寒，则出现髋臀部前后牵扯疼痛。

③ 足少阳皮部、浮络、孙络随经脉、经筋位于髋部、下肢外侧，其血络反映了足少阳络脉瘀滞状况，也可有足少阳络脉的络穴受累。

（3）足阳明经脉、经筋、络脉的循行

① 足阳明经脉循行于髋前部、大腿前外侧，足阳明经别上至髀，加强了经脉与髋的联系。

② 足阳明经筋夹脊，分布于髋前外部、大腿前外侧，足太阳经筋劳损、受寒，则出现髋部疼痛。

③ 足阳明皮部、浮络、孙络随经脉、经筋位于下腹、髋、下肢前外侧，其血络反映了足阳明络脉瘀滞状况，也可有足阳明络脉的络穴受累。

（4）足太阴经脉、经筋、络脉的循行、主病

① 足太阴经脉循行于大腿前内侧，足太阴经别上至髀，加强足太阴经与了髋、大腿前侧的联系。

② 足太阴经筋著于脊，分布于大腿前内侧，足太阴经筋劳损、受寒，则出现阴股引髀而痛。

③ 足太阴皮部、浮络、孙络随经脉、经筋位于下腹、髋部、下肢前内侧，

其血络反映了足太阴络脉瘀滞状况，也可有足太阴络脉的络穴受累。

（5）足少阴经脉、经筋的循行、主病

① 足少阴经贯脊，循行于大腿内后侧，足少阴经气不利则脊股内后廉痛。

② 足少阴经筋循脊内，分布于大腿内后侧，足少阴经筋劳损、受寒，则出现所过而结者皆痛及转筋。

（6）足厥阴经脉、经筋的循行、主病

① 足厥阴经循行于大腿内侧中间。

② 足厥阴经筋分布于大腿内侧中间，足厥阴经筋劳损、受寒，则出现阴股痛转筋。

2. 经络病因病机

股骨头缺血性坏死多由于外伤、劳损、饮酒、长期应用激素等，致邪气由浅入深阻滞足三阳、足三阴经络，血运障碍，邪气传播、流注、流溢、倾移至手三阳、手三阴等经络，股骨头缺血，不通则痛，或正气不足，经络空虚，经脉、筋、股骨头失养所致。本病病位在经络，涉及手足三阳、三阴等经络，多为经脉、经筋、络脉、骨同时涉及，经脉、经筋、络脉、骨同病。

（二）诊断

1. 病史

髋部有明显外伤史，或有激素类药物使用史，或有长期酗酒史。

2. 症状

① 疼痛：髋部周围疼痛，开始为隐痛、钝痛、间歇痛，活动增多疼痛加重，休息可以缓解或减轻；后疼痛逐渐加重呈持续性，疼痛多为针刺样、钝痛或酸痛不适等，常向腹股沟区、大腿内侧、臀后侧、膝内侧放射，并有该区麻木感，有的患者以膝痛为主要症状。晚期股骨头塌陷、碎裂、变形，有的可造成髋关节半脱位，疼痛与髋关节活动、负重有直接关系，行走、活动疼痛加重，静则痛止或减轻。

② 压痛：腹股沟、大转子内上方、大转子下方深压痛，股内收肌起止点压痛。

③ 关节僵硬与活动受限：患髋关节屈伸不利、下蹲困难、不能久站，逐渐发展为行走困难，早期外展、外旋活动受限明显。

④ 跛行：为进行性短缩性跛行，由于髋痛及股骨头塌陷或晚期出现髋关

节半脱位所致，早期往往出现短缩性跛行，儿童更为明显。

3. 体征

① 患肢外展、外旋或内旋活动受限，肌肉萎缩，可有半脱位体征。

②“4”字实验阳性：患肢屈髋屈膝，与对侧大腿成“4”字，骶髂关节疼痛为阳性。

③ 髋关节屈曲挛缩试验阳性：患者取仰卧位，充分屈曲健侧髋膝，使大腿贴近腹壁，并使腰部贴于床面，若患肢自动抬高屈膝离开床面或迫使患肢与床面接触则腰部前凸，即为阳性。

④ 艾利斯征阳性：仰卧屈膝，足底放于床面，双脚平齐，两膝不等高为阳性。

4. 影像检查

① X 线表现：骨纹理细小或中断，股骨头囊性变、硬化、扁平或塌陷。

② CT：较 X 线片可以早期发现微小的病灶和鉴别是否有骨塌陷存在及其延伸的范围，初级压力骨小梁和初级张力骨小梁的内侧部分相结合形成一个明显的骨密度增强区，在轴位像上呈现为放射状的影像，称之为星状征，是早期骨坏死的诊断依据。晚期轴位 CT 扫描中可见中间或边缘的局限的环形密度减低区。

③ 磁共振成像（MRI）：是一种有效的非创伤性的早期诊断方法，它对骨坏死有明显的敏感性和特异性，较 CT 更能早期发现病变，能区分正常的、坏死的骨质和骨髓，以及修复区带。

（三）辨证分经

股骨头缺血性坏死症状多在髋部、臀部、大腿，为足三阳、足三阴的循行范围，根据疼痛、压痛部位等而辨别经络，可提高治疗效果。

（1）足太阴经病　髋痛，腹股沟外侧疼痛，膝前内侧疼痛，髋部、腹股沟外侧压痛，活动不利或受限，大腿内侧前缘压痛。

（2）足厥阴经病　髋痛，活动时加重，腹股沟处疼痛，患肢内侧中线疼痛、压痛，收肌结节前部压痛，痛重者不敢活动。

（3）足少阴经病　髋痛，腹股沟内侧疼痛，髋部压痛，活动不利或受限，大腿内侧后缘、收肌结节压痛。

（4）足阳明经病　髋痛，臀部痛，大腿前外侧痛，膝前外侧疼痛，髋部、臀外侧、患肢前外侧压痛，活动不灵。

（5）足少阳经病　髋痛，臀部疼痛，大腿外侧中线大转子下疼痛，股骨大转子上、内上、下及大腿外侧压痛。

（6）足太阳经病　髋、臀后部、大腿后侧疼痛，髋、臀后部、大腿后侧压痛，活动受限或不利。

（四）治疗

股骨头缺血性坏死是临床疑难病，为足三阴三阳经络病证，针刺选择其同名手三阴三阳经络穴位有效，多配合其他刺法，尤其刺骨，治疗期间要忌酒、少负重。

1. 第一对应关系（对应肩部反应点）

① 部位：病痛对侧手三阴三阳经络肩部阿是穴、肩髃、巨骨、臑俞、秉风、天宗、肩髎、肩井等对应压痛点。

② 刺法：用 1.5～2 寸毫针直刺入软组织间，病重可刺至骨膜，刺入后或行针活动患侧髋部，多有较快较好疗效，留针 30 分钟，1 天 1 次。

2. 第二对应关系（对应腕部反应点）

① 部位：对侧手三阴三阳经络腕部阳溪、阳池、腕骨、阳谷、大陵、太渊、神门、阿是穴等对应压痛点。

② 刺法：用 1 寸毫针直刺、斜刺入软组织间，刺入后或行针活动患侧髋部，留针 30 分钟，1 天 1 次。

3. 第三对应关系（对应井穴）

① 部位：对侧手三阴三阳经络井穴少商、商阳、中冲、关冲、少冲、少泽等。

② 刺法：用三棱针、一次性采血针点刺放血，用手挤血，血色变而止或血尽而止，2 天 1 次。

4. 第四对应关系（其他对应反应点）

① 部位：对侧手三阴三阳经络循行线上上臂其他压痛等反应点。

② 刺法：用 1.5～2 寸毫针刺入后或行针活动患侧髋部，留针 30 分钟，1 天 1 次。或用 1.5～2 寸三棱针、一次性采血针点刺放血，可加拔火罐 8～10 分钟，1 天 1 次。

5. 第五对应关系（对应血络）

① 部位：对侧手三阴三阳络脉循行线上或附近的血络。

② 刺法：用三棱针、一次性采血针点刺放血，血色变而止或血尽而止，2天1次，一般1～2次即可。

6. 第六对应关系（对应肘部反应点）

① 部位：病痛对侧手三阴、三阳经络肘部尺泽、曲池、曲泽、少海、阿是穴等对应压痛点。

② 刺法：用1.5寸毫针直刺入软组织间，病重可刺至骨膜，刺入后或行针活动患髋，多有较快较好疗效，留针30分钟，1天1次。

7. 第七对应关系

配合其他针刺疗法。

（五）典型病例

姚某某，男，38岁，右髋疼痛、活动加重2个月。患者从事建筑业，一直大量饮酒，近2个月来右髋疼痛，晨起行走明显，逐渐加重，查右臀部、腹股沟压痛，右“4”字征阳性，髋关节活动度差，MRI：股骨头前上区软骨下的局灶性低信号改变，诊断股骨头缺血性坏死（右），辨为足三阴三阳经病。取左侧同名手三阴三阳经穴位治疗，分别给予左侧肩部阿是穴、肩髃、巨骨、臑俞、秉风、天宗、肩髎、肩井等毫针针刺；②腕部阳溪、阳池、腕骨、阳谷、大陵、太渊、神门等压痛穴位毫针针刺；③手三阴三阳阴经络循行线上压痛点等毫针针刺；④肘部尺泽、曲池、曲泽、少海等压痛穴位毫针针刺；⑤少商、商阳、中冲、关冲、少冲、少泽等手部井穴三棱针点刺放血。毫针1日1次，放血2日1次，每次针刺时及针刺后，右髋疼痛即感减轻，配合口服中药，忌酒，少负重，连续针刺30次，右髋疼痛基本消失，可行走，但仍有压痛。

二十二、股外侧皮神经卡压综合征

股外侧皮神经卡压综合征是股外侧皮神经在通过髂前上棘处的骨-韧带管内受到推挤和卡压，从而引起大腿前外侧麻木、疼痛的病证。属于伤筋范畴。

（一）病因病机

1. 相关经脉、经筋、络脉的循行

股外侧皮神经损伤与足少阳经、足阳明经络有关，通过手足少阳、阳明等经脉、络脉、经筋循行、交会等加强左右、上下之间的联系。

（1）足少阳经脉、经筋、络脉的循行、主病

① 足少阳经循行于臀部、大腿外侧，足少阳经别绕髀，加强了足少阳经与大腿外侧的联系，足少阳经气不利则髀痛。

② 足少阳经筋维筋相交，分布于臀、大腿外侧，足太阳经筋劳损、受寒，则出现前引髀、后引尻的疼痛。

③ 足少阳皮部、浮络、孙络随经脉、经筋位于臀部、下肢外侧，其血络反映了足少阳络脉瘀滞状况，也可有足少阳络脉的络穴受累。

（2）足阳明经脉、经筋、络脉的循行

① 足阳明经脉循行大腿、髋前外侧。

② 足阳明经筋夹脊，分布于髋、大腿前外侧，足阳明经筋劳损、受寒，则出现大腿前外侧麻木、疼痛。

③ 足阳明皮部、浮络、孙络随经脉、经筋位于大腿前外侧，其血络反映了足阳明络脉瘀滞状况，也可有足阳明络脉的络穴受累。

2. 经络病因病机

股外侧皮神经损伤由于劳损、外伤等血溢脉外，阻滞经络，使足少阳、足阳明经络运行不通，或外邪侵袭，痹阻足少阳、阳明经络，传播流注、流溢、倾移于手少阳、手阳明经络所致。本病可为单纯经脉病，或络脉病，或经筋病，多为经脉、经筋、络脉同时涉及。

（二）诊断

患者股前外侧下 2/3 区感觉异常，如麻木、蚁行感、刺痛、烧灼感、发凉及沉重感等，以麻木最多见。体力劳动、站立过久时可加剧，休息后症状可缓解，无肌无力和肌萎缩等运动神经受累症状。可有程度不等的浅感觉减退或缺失，主要是痛觉与温度觉减退而压觉存在，少数可有色素减退或沉着，有些患者皮肤可呈轻度菲薄，稍干燥，毳毛减少。部分患者腹股沟外侧压痛。

（三）治疗

股外侧皮神经损伤症状在足少阳、足阳明经络循行范围，治疗取其同名手少阳、阳明经络穴位，可配合其他针刺方法。

1. 第一对应关系（对应肩关节反应点）

① 部位：病痛对侧手少阳、手阳明经肩部阿是穴、肩髎、肩髃等对应压痛点。

② 刺法：用 1.5 寸毫针直刺入软组织间，刺入后或行针活动腰臀，留针 30 分钟，1 天 1 次。

2. 第二对应关系（对应腕关节反应点）

① 部位：病痛对侧手少阳、手阳明经腕部阳池、阳溪、阿是穴等对应压痛点。

② 刺法：用 1 寸毫针直刺入软组织间，刺入后或行针活动患侧腰臀，留针 30 分钟，1 天 1 次。

3. 第三对应关系（对应井穴）

① 部位：对侧手少阳、手阳明经井穴关冲、商阳。

② 刺法：用三棱针、一次性采血针点刺放血，用手挤血，血色变而止或血尽而止，2 天 1 次。

4. 第四对应关系（对应血络）

① 部位：对侧手太阳、手少阳络脉循行线上或附近的血络。

② 刺法：用三棱针、一次性采血针点刺放血，血色变而止或血尽而止，2 天 1 次。

5. 第五对应关系（其他对应反应点）

① 部位：对侧手少阳、手阳明经络循行线上其他压痛等反应点。

② 刺法：用 1.5 寸毫针刺入后或行针活动患侧腰腿，留针 30 分钟，1 天 1 次。

6. 第六对应关系

配合足经相应穴位。

（四）典型病例

黄某某，男，48 岁，左侧大腿前外侧麻木、刺痛半年。患者半年前出现左侧大腿前外侧麻木、刺痛，封闭治疗效果不明显，查左侧股神经支配区域感觉减退，腹股沟区域有条索压痛，诊断为股外侧皮神经炎，辨为足阳明、少阳经病。给予右侧同名手阳明、手少阳经肩部阿是穴、肩髃、肩髎，腕部阳溪、阳池及手少阳经循行线上压痛点针刺，点刺放血，拔火罐，同名经手阳明、少阳经井穴商阳、关冲点刺放血，上述方法交替治疗 15 次，麻木、刺痛消失。

二十三、股四头肌损伤

股四头肌损伤是由于剧烈奔跑或突然踢物，股四头肌猛然收缩，或由于暴力打、砸、撞等作用于大腿前面时，引起股四头肌局部出血、肿胀、疼痛、屈伸功能受限的病证。属于伤筋范畴。

（一）病因病机

1. 相关经脉、经筋、络脉的循行

股四头肌损伤与足太阴、阳明、少阳经络有关，通过手足太阴、阳明、少阳等经脉、络脉、经筋循行、交会等加强左右、上下之间的联系。

（1）足太阴经脉、经筋的循行、主病

① 足太阴经循行于髋、大腿前内侧。

② 足太阴经筋著于脊，分布于髋、大腿前内侧，足太阴经筋劳损、受寒，则出现阴股引髀而痛。

③ 足太阴皮部、浮络、孙络随经脉、经筋位于大腿前内侧，其血络反映了足太阴络脉瘀滞状况，也可有足太阴络脉的络穴受累。

（2）足阳明经脉、经筋的循行

① 足阳明经大腿前外侧，足阳明经别上至髀，加强了经脉与大腿的联系。

② 足阳明经筋夹脊，分布于大腿前外侧。

③ 足阳明皮部、浮络、孙络随经脉、经筋位于大腿前外侧，其血络反映了足阳明络脉瘀滞状况，也可有足阳明络脉的络穴受累。

（3）足少阳经脉、经筋的循行、主病

① 足少阳经循行于大腿外侧，足少阳经气不利则髀痛。

② 足少阳经筋维筋相交，分布于大腿外侧。

③ 足少阳皮部、浮络、孙络随经脉、经筋位于下肢外侧，其血络反映了足少阳络脉瘀滞状况，也可有足少阳络脉的络穴受累。

2. 经络病因病机

股四头肌损伤由于劳损、外伤等血溢脉外，或外邪侵袭，阻滞足太阴、足阳明、足少阳等经络，传播、流注、流溢、倾移手太阴、手阳明、手少阳经络，不通则痛，本病病位在经络，以足太阴、足阳明经络为主，多为单纯经脉病，或为经筋病，或为络脉病，也可经脉、经筋、络脉同时涉及。

（二）诊断

1. 病史

大腿前部外伤史。

2. 症状

伤后局部突然发生疼痛，有肿胀和压痛，主动伸膝或屈大腿疼痛加重，行走不便。重者可有明显跛行，膝关节屈曲多不能达到 90°。

3. 检查

局部肿胀、压痛明显，髋膝关节活动障碍。屈髋伸膝股四头肌抗阻试验阳性。

（三）治疗

股四头肌损伤部位涉及足太阴、足阳明、足少阳等经络，针刺选择同名手太阴、手阳明、手少阳等经络的经穴、阿是穴，多有较好疗效。大腿其他部位、上臂、前臂、小腿，掌、跖等也可参考针刺治疗。

1. 第一对应关系（上臂对应反应点）

① 部位：对侧手太阴、手阳明、手少阳经络上臂循行线上对应压痛反应点（阿是穴）。

② 刺法：用 1.5 寸毫针刺入后或行针活动大腿，多有较快较好疗效，留针 30 分钟，1 天 1 次。

2. 第二对应关系（肩关节对应反应点）

① 部位：病痛对侧手太阴、手阳明、手少阳经络肩部肩髃、肩髎、阿是穴等对应压痛点。

② 刺法：用 1.5 寸毫针直刺入软组织间，刺入后或行针活动患侧大腿，留针 30 分钟，1 天 1 次。

3. 第三对应关系（对应肘关节反应点）

① 部位：病痛对侧手太阴、阳明、少阳经肘部尺泽、曲池、天井、阿是穴等对应压痛点。

② 刺法：用 1.5 寸毫针直刺入软组织间，刺入后或行针活动患侧大腿，留针 30 分钟，也可加拔火罐，1 天 1 次。

4. 第四对应关系（腕部反应点）

① 部位：对侧手太阴、阳明、少阳经腕部太渊、阳溪、阳池等对应压痛点。

② 刺法：用 1 寸毫针直刺或斜刺入软组织间，刺入后或行针活动患侧大腿，留针 30 分钟，1 天 1 次。

5. 第五对应关系（对应井穴）

① 部位：对侧手太阴、阳明、少阳经井穴少商、商阳、关冲。

② 刺法：用三棱针、一次性采血针点刺放血，用手挤血，血色变而止或血尽而止，2 天 1 次。

6. 第六对应关系（对应反应血络）

① 部位：对侧手阳明、少阳、太阳、少阴络脉循行线上或附近的血络。

② 刺法：用三棱针、一次性采血针点刺放血，血色变而止或血尽而止，多个血络，依次点刺，2 天 1 次，一般 1～2 次即可。

（四）典型病例

于某某，男，52 岁，左侧大腿前疼痛 1 天。患者为公务员，平时较少活动，1 天前因暴走出现左侧大腿前侧疼痛，行走加重，以致不敢行走，查左侧大腿髂前下棘下约 10 厘米处前侧、前内、前外向下约 15 厘米长弥漫性压痛，诊断为股四头肌损伤，辨为足阳明、太阴、少阳经病，取同名经手太阴、阳明、少阳经穴位右侧上臂阿是穴、臂臑、手五里、臑会、侠白及腕部阳溪、阳池、太渊等针刺约 30 分钟，疼痛明显减轻，同名经手太阴、阳明、少阳经井穴商阳、少商、关冲点刺，用手挤血，大腿前侧疼痛消失，行走正常，只是局部还有压痛；2 天后复诊，已完全恢复正常。

二十四、膝骨关节炎

膝骨关节炎也称膝关节骨质增生、退行性膝关节炎，是发生在膝关节的髌股关节或内外侧间室的骨性关节炎。由于膝关节软骨面的退行性变和继发性的骨质增生而导致膝关节疼痛、活动加重。属于痹证、筋痹、骨痿等范畴，为中老年常见病、多发病。

（一）病因病机

膝骨关节炎与足三阴、三阳经络有关，通过足手三阴、三阳等经脉、络脉、经筋循行、交会等加强左右、上下之间的联系。

1. 经脉瘀滞、痹阻于膝

足三阴、三阳经经脉于脏腑、前后正中部位相交，通过脏腑、前后正中部位加强了左右经脉的联系，同时循行于膝及其上下，足太阴经循行膝部前内侧，足阳明经循行膝部前外侧，足少阳经循行膝部外侧，足太阳经循行膝部后侧，足少阴经循行膝部内后侧，足厥阴经循行膝部内侧中间，为膝关节运输气血，并加强膝部与其他部位的联系。足三阴、三阳经因外邪侵袭，阻于经脉，或内生病邪痹阻经脉，致经脉不通，传播、倾移于手三阴三阳经脉。

临床上病情较轻者，可涉及一条或两条经脉，以足太阴脾经、足阳明胃经为多，所以髌骨内侧、外侧疼痛多见。较重者足三阴三阳经都可涉及，但多以足太阴脾经、足阳明胃经瘀阻较重，症状也较重。由于经脉循行膝关节上下，甚至影响背、腰、臀部等，故膝痛多上下相互影响。

2. 经筋受损、筋失所养

足三阴、三阳经筋通过交会于脊、维筋相交、左右经筋力的协调，加强左右经筋的联系。同时膝为筋之府，足三阴、三阳经筋循行于膝及其上下，足太阴经筋分布于膝部前内侧，足阳明经筋分布于膝部前外侧，足少阳经筋分布于膝部外侧，足太阳经筋分布于膝部后侧，足少阴经筋分布于膝部内后侧，足厥阴经筋分布于膝部内侧中间，是其经脉之气“结、聚、散、络”于膝部筋肉、关节，具有管理膝关节运动的作用，足三阴、三阳经筋因正气不足、寒邪侵袭、劳损等原因使邪气流溢、流注、倾移手三阴、三阳经筋，导致膝部疼痛、屈伸不利、转筋等。由于经筋是一个有机整体，髋、踝等距膝部较近部位经筋与膝关节经筋联系较为紧密，甚至腰背部经筋与膝部经筋也有联系，故髋、踝等经筋病变，甚至腰背部经筋病变，也会引起膝部疼痛、屈伸不利。

由于经筋是一个有机整体，髋、踝等距膝部较近部位的经筋与膝关节经筋联系较为紧密，甚至腰背部经筋与膝部经筋也有联系，故髋、踝等经筋病变，甚至腰背部经筋病变，也会引起膝部疼痛、屈伸不利。

临床上涉及经筋与经脉基本相同，病情较轻者，可涉及一条或两条经筋，以足太阴脾、足阳明胃经筋为多。较重者足三阴、三阳经筋都可涉及，但多以足太阴脾、足阳明胃经筋较重。

3. 邪气入络、络脉瘀滞

络脉有沟通经脉、输达肌表、以溢奇邪、以通荣卫的作用，足三阴、三阳经皮部、浮络、孙络随经脉、经筋分布于膝部，邪气入络，瘀滞于膝部络脉，于外皮肤显现血络，络脉粗硬怒张；于内足三阴三阳络脉痹阻，流注、流溢、倾移手三阴三阳络脉，发为疼痛，治疗取其血络、络穴。

膝骨关节炎不只经脉、经筋、络脉致病，骨节、骨质也受到影响，出现膝节形态结构异常和髌骨、胫骨、股骨等骨质增生。

（二）诊断

膝骨关节炎为中老年常见病，女性多于男性，肥胖者、重体力劳动者多发，其临床症状、体征和检查如下

（1）膝痛　膝痛为膝骨关节炎最常见的就诊症状，疼痛可轻可重，轻者仅感酸楚不适，也可出现酸痛，重者可因疼痛而影响睡眠，甚至彻夜难眠；初始活动时疼痛，上下楼加重，下蹲更为明显，疼痛多在阴雨天或受凉时加重，重者可为持续性，疼痛部位多位于髌下、髌骨内侧等。

（2）压痛　膝骨关节炎皆有压痛，甚至没有出现疼痛或疼痛不明显时也可出现压痛，压痛多位于髌骨内下、髌下、髌内，较重者可位于膝内侧关节间隙、腘窝、大腿、小腿前后侧、小腿内外侧、部分腰臀部甚至上背部压痛，压痛可以较轻，也可疼痛较重、拒按。髌骨活动时或有摩擦感时压痛较为明显。

（3）肿胀　膝骨关节炎初期多无肿胀，较重者或者后期由于滑膜炎症增生，产生积液，引起关节肿胀，也可由于髌下脂肪的炎症而出现肿胀。肿胀可出现在局部，如在髌骨内下；也可整个膝关节肿胀，肿胀程度可以较轻，也可比较明显，甚至按压有波动感。

（4）变形　膝骨关节炎较轻者多没有明显的关节变形，随着病情进展，可出现膝外翻或膝内翻。滑囊有炎症可出现膝关节肿胀变形，股四头肌长期活动受限可出现萎缩变形。膝关节由于屈伸活动受限而出现步态异常或呈跛行。

（5）功能障碍　膝骨关节炎时间较长者可下蹲困难，或不能下蹲，较重者可因疼痛而不敢行走、上下楼，髌骨活动范围变小，膝关节屈伸受限。

（6）摩擦感　膝骨关节炎患者在活动髌骨时可出现髌骨与股骨髁的摩擦感，并发出摩擦音。

（7）活动弹响　膝骨关节炎活动可有弹响声，弹响声可出现在早期疼痛不明显者，也可出现在后期疼痛较重者，响声出现在膝关节屈伸活动中。

（8）晨僵　晨起后开始活动或久坐起立开始走时膝关节疼痛僵硬，稍活动后好转。膝骨关节炎晨僵一般不超过半小时。

（9）膝部试验　髌骨研磨试验阳性。浮髌试验多阴性，有关节积液者阳性。

（10）实验室检查　血、尿常规一般都在正常范围。关节滑液检查可见白细胞增多，偶尔见红细胞，红细胞沉降率正常，抗“O”及类风湿因子阴性。

（11）影像检查

① X线检查：关节间隙不均匀狭窄，软骨下骨硬化和（或）囊性变、关节边缘骨赘形成。

② MRI检查：膝关节MRI能显示骨性关节炎的关节软骨、半月板、韧带、滑膜、游离体及骨质的改变。

（三）辨证分经

膝骨关节炎症状主要出现在下肢膝关节及其附近，为足三阳、足三阴的循行范围，根据症状而辨别经络分类可提高治疗效果。

（1）足太阴经病　最常见且最早出现，膝内侧偏前疼痛、肿胀，压痛明显，疼痛较重者可上下牵扯，影响功能活动，此处多为膝骨关节炎最初发病部位，也多为发病过程中疼痛较重部位，也是涉及上下范围最长者，膝关节变形也多从此处开始。

（2）足阳明经病　较常见，膝部外侧前缘、髌骨外下缘、外缘、外上缘疼痛、压痛，局部可有肿胀，活动不灵，可上下牵扯。

（3）足厥阴经病　膝内侧疼痛，活动时加重，腹股沟处疼痛，痛重者不敢活动，膝内侧中部偶尔出现压痛。

(4) 足少阴经病　膝关节内后侧疼痛、压痛，可有肿胀，活动不利或受限，可牵扯小腿内侧后缘疼痛。

(5) 足太阳经病　患膝后侧疼痛，也可向患肢上、下牵扯，甚至腰背部，膝后侧压痛，活动受限或不利，下蹲困难或不能下蹲，严重者不敢活动。

(6) 足少阳经病　膝部外侧中线疼痛，局部也可有压痛，为足三阳经较少发病者。

临床上，早期可为一经病，中、后期多为一经为主，二经或多经并病，足三阴经发病多于足三阳经，故内侧较外侧多且重。足三阴经病以足太阴经病为多为重，足三阳经病以足阳明经病为多。

（四）治疗

膝骨关节炎部位在足三阴、足三阳等经络及之间，针刺选择同名手三阴、手三阳等经络对应穴位及血络，早期效果较好，久病患者关节软骨损伤较重、关节变形，针刺肘部、上臂、前臂压痛点可缓解症状，也有较好疗效，多配合局部针刺，要坚持膝部的功能锻炼。

1. 第一对应关系（肘部对应反应点）

① 部位：病痛对侧手三阴、手三阳经络肘部阿是穴、尺泽、曲池、曲泽、小海、少海、天井等对应压痛点。

② 刺法：用 1.5 寸毫针直刺入软组织间，病重可刺至骨膜，刺入后或行针活动患膝，留针 30 分钟，也可加拔火罐，1 天 1 次。

2. 第二对应关系（上臂、前臂等对应反应点）

① 部位：对侧手三阴、三阳经经络循行线上上臂、前臂等压痛反应点。

② 刺法：用 1.5 寸毫针刺入后或行针活动患膝部，留针 30 分钟，1 天 1 次。或用三棱针、一次性采血针点刺放血，加拔火罐 8～10 分钟，2 天 1 次。

3. 第三对应关系（腕部反应点）

① 部位：对侧手三阴、手三阳经络腕部太渊、阳溪、阳池、阳谷、大陵、神门等对应压痛点。

② 刺法：用 1 寸毫针直刺或斜刺入软组织间，刺入后或行针活动患膝，留针 30 分钟，1 天 1 次。

4. 第四对应关系（对应井穴）

① 部位：对侧手三阴、手三阳经井穴少商、商阳、中冲、关冲、少冲、

少泽等。

② 刺法：用三棱针、一次性采血针点刺放血，用手挤血，血色变而止或血尽而止，多个络穴依次点刺，2 天 1 次。

5. 第五对应关系（对应肩部反应点）

① 部位：病痛对侧手三阴、三阳经肩部肩髃、肩髎、臑俞、阿是穴等对应压痛点。

② 刺法：用 1.5～2 寸毫针直刺入软组织间，病重可刺至骨膜，刺入后或行针活动患膝部，留针 30 分钟，1 天 1 次。

6. 第六对应关系（对应血络）

① 部位：对侧手三阴、手三阳经络脉循行线上或附近的血络。

② 刺法：用三棱针、一次性采血针点刺放血，血色变而止或血尽而止，多个血络，依次点刺，2 天 1 次，一般 1～2 次即可。

（五）典型病例

田某某，男，43 岁，右膝痛 1 周。患者 1 周来无明显原因出现右膝疼痛，上下楼加重。查右膝髌骨内下压痛，X 线检查示骨质增生（右），诊断为膝骨关节炎（右），辨为足太阴经病。寻找左肘同名手太阴经上下压痛点，尺泽处最明显，给予 1.5 寸毫针直刺约 1 分钟，行走、上下楼膝痛基本消失，留针 30 分钟，1 日 1 次；左侧同名手太阴经井穴少商点刺，用手挤血，2 日 1 次，前后治疗 4 次，膝痛、压痛完全消失。

二十五、慢性膝关节滑囊炎

慢性膝关节滑囊炎是指膝关节附近的滑囊发生了炎症，急性期过后变成慢性，膝关节长期疼痛、肿胀，时轻时重，缠绵难愈，反复发作的病证。属于痹证范畴。

（一）病因病机

1. 相关经脉、经筋、络脉的循行

慢性膝关节滑囊炎与足三阴、足三阳经络有关，通过手足三阴、手足三阳等经脉、络脉、经筋循行、交会等加强左右、上下之间的联系。

（1）足太阴经脉、经筋的循行、主病

① 足太阴经循行于大腿、膝前内侧，足太阴经气不通则股膝内肿厥。

② 足太阴经筋著于脊，分布于大腿、膝前内侧，足太阴经筋劳损、受寒，则出现膝内辅骨痛，阴股引髀而痛。

③ 足太阴皮部、浮络、孙络随经脉、经筋位于大腿、膝前内侧，其血络反映了足太阴络脉瘀滞状况，也可有足太阴络脉的络穴受累。

（2）足阳明经脉、经筋的循行、主病

① 足阳明经夹脊，循行于下肢、膝前外侧，足阳明经气不利则膝膑肿痛。

② 足阳明经筋分布于下肢、膝前外侧。

③ 足阳明皮部、浮络、孙络随经脉、经筋位于下肢、膝前外侧，其血络反映了足阳明络脉瘀滞状况，也可有足阳明络脉的络穴受累。

（3）足太阳经脉、经筋络脉的循行、主病

① 足太阳经循行于下肢后侧、腘窝，足太阳经气不利则腘、踹、脚皆痛。

② 足太阳经筋夹脊，分布于下肢后侧、腘部，足太阳经筋劳损、受寒，则出现腘挛。

③ 足太阳络脉足太阳皮部、浮络、孙络随经脉、经筋位于腘窝、下肢后侧，其血络反映了足太阳络脉瘀滞状况，也可有足太阳络脉的络穴受累。

（4）足少阳经脉、经筋的循行、主病

① 足少阳经循行于下肢、膝外侧，足太阳经气不利则膝外至胫、绝骨、外踝前及诸节皆痛。

② 足少阳经筋维筋相交，分布于下肢、膝外侧，足太阳经筋劳损受寒，则出现膝外转筋、膝不可屈伸、腘筋急、疼痛。

（5）足少阴经脉、经筋的循行、主病

① 足少阴经脉循行下肢、膝内后侧。

② 足少阴经筋循脊内，分布于下肢、膝内后侧，足少阴经筋劳损、受寒，则出现所过而结者皆痛及转筋。

（6）足厥阴经脉、经筋的循行、主病

① 足厥阴经脉循行于膝内侧。

② 足厥阴经筋分布于膝内侧，足厥阴经筋劳损、受寒，则出现膝内侧疼痛。

2. 经络病因病机

慢性膝关节滑囊炎由于外伤、劳损等阻滞足三阴三阳经络，传播、流注、流溢、倾移于手三阴三阳经络，使经络运行不通，水湿郁滞、聚集于膝关节及其周围所致。本病病位以足太阴经、足阳明经为主，可为单纯经脉病，或经筋病，或络脉病，多为经脉、经筋、络脉同时涉及，经脉、经筋、络脉同病。

（二）诊断

1. 病史

多有膝关节损伤史。

2. 症状

膝关节肿胀、疼痛、发软、活动受限，肿胀持续不退，反复发作，不敢下蹲，活动增多加重，休息后减轻，久病者，可扪到膝关节囊肥厚感。

3. 体征

膝部压痛，有波动感。浮髌试验多阳性。

4. 检查

血液检查一般无异常。磁共振（MRI）可观察滑囊等软组织的病变。超声检查能够清晰显示滑囊形态。

（三）治疗

慢性膝关节滑囊炎易反复发作、缠绵难愈，针刺选择同名手三阴、手三阳等经络及之间穴位，能较快缓解症状，多配合其他针刺方法，治疗期间应加强膝部的功能锻炼。

1. 第一对应关系（对应肘部反应点）

① 部位：病痛对侧手三阴、手三阳经络肘部阿是穴、尺泽、曲池、曲泽、小海、少海、天井等上下对应压痛点。

② 刺法：用 1.5 寸毫针直刺入软组织间，病重可刺至骨膜，刺入后或行针活动患膝，留针 30 分钟，也可加拔火罐，1 天 1 次。

2. 第二对应关系（腕部反应点）

① 部位：对侧手三阴、手三阳经络腕部太渊、阳溪、阳池、阳谷、大陵、神门等对应压痛点。

② 刺法：用 1 寸毫针直刺或斜刺入软组织间，刺入后或行针活动患膝，留针 30 分钟，1 天 1 次。

3. 第三对应关系（对应井穴）

① 部位：对侧手三阴、手三阳经井穴少商、商阳、中冲、关冲、少冲、少泽等。

② 刺法：用三棱针、一次性采血针点刺放血，用手挤血，血色变而止或血尽而止，多个络穴依次点刺，2 天 1 次。

4. 第四对应关系（上臂、前臂对应反应点）

① 部位：对侧手三阴、手三阳经经络循行线上上臂、前臂压痛等反应点。

② 刺法：用 1.5 寸毫针刺入后或行针活动患膝，留针 30 分钟，1 天 1 次。或用三棱针、一次性采血针点刺放血，加拔火罐 8～10 分钟，2 天 1 次。

5. 第五对应关系（对应肩部反应点）

① 部位：病痛对侧手三阴、手三阳经肩部肩髃、肩髎、臑俞、阿是穴等对应压痛点。

② 刺法：用 1.5～2 寸毫针直刺入软组织间，病重可刺至骨膜，刺入后或行针活动患膝，留针 30 分钟，1 天 1 次。

6. 第六对应关系（对应血络）

① 部位：对侧手三阴、手三阳经络脉循行线上或附近的血络。

② 刺法：用三棱针、一次性采血针点刺放血，血色变而止或血尽而止，多个血络依次点刺，2 天 1 次，一般 1～2 次即可。

7. 其他疗法

配合其他针刺法、中药等。

（四）典型病例

程某某，男，32 岁，右膝肿痛 1 周。患者 1 周前右侧膝关节扭伤出现膝关节肿痛，行走明显，查右膝肿胀，浮髌试验阳性，诊断为右膝滑囊炎，辨为足太阴、足阳明经病，取左侧同名经手太阴、手阳明经肘部阿是穴、尺泽、曲池针刺 30 分钟，右膝痛明显减轻，第二次继续上述穴位针刺，1 日 1 次，左侧同名经手太阴、手阳明经井穴少商、商阳点刺放血，用手挤血，2 日 1 次，治疗间隔选择手太阴、手阳明经在上臂、前臂压痛点针刺或点刺放血，同时口服四妙散加味，每日 1 剂，治疗期间休息为主，前后治疗 14 次，患者疼痛、肿胀消失，1 个月后随访，无复发。

二十六、膝关节内外侧副韧带损伤

膝关节内外侧副韧带损伤是指由于膝关节受外力引起内外侧副韧带急慢性损伤，以膝关节内侧疼痛、活动加重为特征的疾病。属于伤筋范畴。

（一）病因病机

1. 膝关节内侧副韧带损伤相关经脉、经筋、络脉循行、主病

膝关节内侧副韧带损伤主要是足厥阴经络，与足少阴有关，通过手足厥阴、少阴等经脉、络脉、经筋循行、交会等加强左右、上下之间的联系。

（1）足厥阴经脉、经筋、络脉的循行、主病

① 足厥阴经循行于膝内侧。

② 足厥阴经筋分布于膝内侧，足厥阴经筋劳损、受寒，则出现膝内侧痛。

③ 足厥阴皮部、浮络、孙络随经脉、经筋位于膝内侧中间，其血络反映了足厥阴络脉瘀滞状况，也可有足厥阴络脉络穴受累。

（2）足少阴经脉、经筋、络脉的循行、主病

① 足少阴经循行于膝内后侧。

② 足少阴经筋循脊内，分布于膝内后侧，足少阴经筋劳损、受寒，则出现所过而结者皆痛。

③ 足少阴皮部、浮络、孙络随经脉、经筋位于膝内后侧，其血络反映了足少阴络脉瘀滞状况，也可有足少阴络脉络穴受累。

2. 膝关节外侧副韧带损伤相关经脉、经筋、络脉的循行、主病

膝关节外侧副韧带损伤病位在足少阳经络，通过手足少阳等经脉、络脉、经筋循行、交会等加强左右、上下之间的联系。

① 足少阳经循行膝外侧正中，足太阳经气不利则膝外侧痛。

② 足少阳经筋维筋相交，上循胫外廉，结于膝外侧，足少阳经筋劳损、受寒，则出现膝外侧疼痛。

③ 足少阳皮部、浮络、孙络随经脉、经筋位于下肢外侧，其血络反映了足少阳络脉瘀滞状况，也可有足少阳络脉络穴受累。

3. 经络病因病机

膝部负重量大，当膝关节受到外翻应力时，可导致内侧副韧带损伤，长期

不良姿势也易致内侧副韧带受伤劳损；当膝关节受到内翻应力时，可导致外侧副韧带损伤。慢性劳损、外伤血溢脉外，痹阻于膝部，或正虚外邪侵袭，阻滞于膝部，邪气传播、流注、流溢、倾移于手厥阴、手少阴、手少阳经络，多为单纯经脉、经筋、络脉受病引起，也可与经脉、络脉先后或同时致病。

（二）诊断

1. 病史

多有劳损、外伤史。

2. 症状

膝内侧或外侧疼痛，活动加重，急性损伤肿胀、有时有瘀斑，膝关节不能完全伸直。

3. 体征

膝内侧或外侧损伤处压痛明显。侧压试验阳性：膝关节伸直，检查者一手握住伤肢踝部，另一手掌的大鱼际顶住膝外侧（或内侧），外展小腿，引起疼痛。

（三）治疗

1. 膝关节内侧副韧带损伤

膝关节内侧副韧带损伤以足厥阴经筋为主，涉及足少阴经络，针刺选择同名手厥阴、少阴等经络，有较好疗效。

（1）第一对应关系（对应肘关节反应点）

① 部位：病痛对侧手厥阴、手少阴经络肘部阿是穴、曲泽、少海等对应压痛点。

② 刺法：用 1.5 寸毫针直刺入软组织间，刺入后或行针活动患膝，留针 30 分钟，也可加拔火罐，1 天 1 次。

（2）第二对应关系（腕部反应点）

① 部位：对侧手厥阴、少阴经络腕部大陵、神门等对应压痛点。

② 刺法：用 1 寸毫针直刺或斜刺入软组织间，刺入后或行针活动患膝，留针 30 分钟，1 天 1 次。

（3）第三对应关系（对应井穴）

① 部位：对侧手厥阴、少阴经井穴中冲、少冲。

② 刺法：用三棱针、一次性采血针点刺放血，用手挤血，血色变而止或血尽而止，2 天 1 次。

（4）第四对应关系（对应血络）

① 部位：对侧手厥阴、手少阴络脉循行线上或附近的血络。

② 刺法：用三棱针、一次性采血针点刺放血，血色变而止或血尽而止，多个血络依次点刺，2 天 1 次，一般 1～2 次即可。

（5）第五对应关系（其他对应反应点）

① 部位：对侧手厥阴、手少阴经络循行线上其他压痛等反应点。

② 刺法：用 1.5 寸毫针刺入后或行针活动患肩部，留针 30 分钟，1 天 1 次。

2. 膝关节外侧副韧带损伤

膝关节外侧副韧带损伤为足少阳经络病变，针刺选择同名手少阳经，有较好疗效。

（1）第一对应关系（对应肘关节反应点）

① 部位：病痛对侧手少阳经络肘部阿是穴、天井等对应压痛点。

② 刺法：用 1.5 寸毫针直刺入软组织间，刺入后或行针活动患膝，留针 30 分钟，1 天 1 次。

（2）第二对应关系（腕部反应点）

① 部位：对侧手少阳经络腕部阳池、阿是穴等对应压痛点。

② 刺法：用 1 寸毫针直刺或斜刺入软组织间，刺入后或行针活动患膝，留针 30 分钟，1 天 1 次。

（3）第三对应关系（对应井穴）

① 部位：对侧手少阳经井穴关冲。

② 刺法：用三棱针、一次性采血针点刺放血，用手挤血，血色变而止或血尽而止，2 天 1 次。

（4）第四对应关系（对应血络）

① 部位：对侧手少阳络脉循行线上或附近的血络。

② 刺法：用三棱针、一次性采血针点刺放血，血色变而止或血尽而止，多个血络依次点刺，2 天 1 次，一般 1～2 次即可。

（四）典型病例

安某某，女，62 岁，左膝内侧痛 1 周。1 周前出现左膝内侧疼痛，屈伸加重，查左膝内侧压痛，诊断为右膝关节内侧副韧带损伤，辨为足厥阴、少阴经病。给予右侧同名经手厥阴、少阴经肘部曲泽、少海、阿是穴及腕部大陵等压痛点针刺30分钟，1日1次；右同名经手厥阴、少阴经井穴中冲、少冲点刺，用手挤血，2日1次，共治疗8次，膝痛消失。

二十七、髌下脂肪垫损伤

髌下脂肪垫位于髌韧带下及两侧，膝关节反复挫、碰、扭伤，使脂肪垫发生水肿、机化、肿胀和增厚，出现以膝关节过伸站立时疼痛、无力，髌韧带及两膝眼的部位肿胀、有压痛等为主要表现的病证。

（一）病因病机

1. 相关经脉、经筋、络脉的循行

髌下脂肪垫损伤病位是足太阴、足阳明经络，通过手足太阴、阳明等经脉、络脉、经筋循行、交会等加强左右、上下之间的联系。

（1）足太阴经脉、经筋、络脉的循行、主病

① 足太阴经循行膝前内侧，足太阴经别加强了足太阴与膝的联系。

② 足太阴经筋著于脊，分布于膝前内侧，足太阴经筋劳损、受寒，则出现膝内下痛。

③ 足太阴皮部、浮络、孙络随经脉、经筋位于膝前内侧，其血络反映了足太阴络脉瘀滞状况，也可有足太阴络脉的络穴受累。

（2）足阳明经脉、经筋、络脉的循行

① 足阳明经循行膝前外侧。

② 足阳明经筋夹脊，结于膝前外侧，足阳明经筋劳损、受寒，则出现膝部疼痛。

③ 足阳明皮部、浮络、孙络随经脉、经筋位于膝前外侧，其血络反映了足阳明络脉瘀滞状况，也可有足阳明络脉的络穴受累。

2. 经络病因病机

髌下脂肪垫损伤由于劳损、外伤等血溢脉外，阻滞足太阴、足阳明经络，或寒邪侵袭，痹阻于足太阴、足阳明经络，邪气传播、流注、流溢、倾移于手太阴、手阳明经络，血运障碍，使经络运行不通，不通则痛所致。本病多为经

脉病，或经筋病，或络脉病，也可同时涉及，经脉、经筋、络脉同病。

（二）诊断

1. 病史

膝关节损伤史。

2. 症状

膝关节疼痛，活动时加重、休息后减轻，尤以下楼时加重明显。

3. 检查

双膝眼处明显肿胀、隆起、皮下脂肪明显增厚，压痛，主动或被动过伸位痛更明显。挤压脂肪垫伸直痛试验阳性。

（三）治疗

髌下脂肪垫损伤为足太阴、足阳明及之间经络病变，针刺选择同名手太阴、手阳明及之间等经络，有较好疗效。

1. 第一对应关系（对应肘关节反应点）

① 部位：病痛对侧手太阴、手阳明经络肘部尺泽、曲池及下部阿是穴等对应压痛点。

② 刺法：用 1.5 寸毫针直刺入软组织间，刺入后或行针活动患膝，留针 30 分钟，1 天 1 次。

2. 第二对应关系（腕部反应点）

① 部位：对侧手太阴、手阳明经络腕部太渊、阳溪、阿是穴等对应压痛点。

② 刺法：用 1 寸毫针直刺或斜刺入软组织间，刺入后或行针活动患膝，留针 30 分钟，1 天 1 次。

3. 第三对应关系（对应井穴）

① 部位：对侧手太阴、手阳明经井穴少商、商阳。

② 刺法：用三棱针、一次性采血针点刺放血，用手挤血，血色变而止或血尽而止，2 天 1 次。

4. 第四对应关系（对应血络）

① 部位：对侧手太阴、手阳明络脉循行线上或附近的血络。

② 刺法：用三棱针、一次性采血针点刺放血，血色变而止或血尽而止，多个血络依次点刺，2 天 1 次，一般 1～2 次即可。

5. 第五对应关系（其他对应反应点）

① 部位：对侧手太阴、手阳明经络循行线上前臂其他压痛等反应点。

② 刺法：用 1.5 寸毫针刺入后或行针活动患膝，留针 30 分钟，1 天 1 次。

（四）典型病例

付某某，男，41 岁，右膝痛 1 个月。1 个月前出现右膝疼痛，活动时加重，尤以下楼时加重明显。查右膝内外膝眼肿胀、隆起、压痛，诊断为髌下脂肪垫损伤，辨为足太阴、足阳明经病，给予左侧同名经手太阴、手阳明经肘部尺泽、曲池、阿是穴及腕部太渊、解溪等压痛穴位针刺，留针 30 分钟，1 日 1 次；左侧同名经手太阴、手阳明井穴少商、商阳点刺，用手挤血，2 日 1 次，共治疗 10 次，膝痛、肿胀消失。

二十八、腓总神经损伤

腓总神经损伤是外伤、劳损等所致腓总神经损伤，以小腿前外侧伸肌群麻痹无力，甚至完全缺失运动功能为临床表现的病证。属于痿证范畴。

（一）病因病机

1. 相关经脉、经筋、络脉的循行、主病

腓总神经损伤病位在足少阳、足阳明经络，通过手足少阳、阳明等经脉、络脉、经筋循行、交会等加强左右、上下之间的联系。

（1）足少阳经脉、经筋、络脉的循行、主病

① 足少阳经循行于膝、小腿外侧，足少阳经气不利则足四趾不用。

② 足少阳经筋维筋相交，分布于膝、小腿外侧。

③ 足少阳皮部、浮络、孙络随经脉、经筋位于小腿、足外侧，其血络反映了足少阳络脉瘀滞状况，也是腓总神经损伤症状部位，也可有足少阳经的络穴受累。此外，足少阳络脉光明距踝五寸，别走厥阴，下络足跗，足少阳络脉虚则痿躄，坐不能起。

（2）足阳明经脉、经筋、络脉的循行、主病

① 足阳明经循行小腿前外侧，足阳明经气不利则中趾不用。

② 足阳明经筋起于中三趾，结于足背上，斜外上加于腓骨，上结于膝前外侧，夹脊。

③ 足阳明皮部、浮络、孙络随经脉、经筋位于小腿、足前侧，其血络反映了足阳明络脉瘀滞状况，也是腓总神经损伤症状的部位，也可有足阳明经的络穴受累。足阳明络脉“去踝八寸，别走太阴；其别者，循胫骨外廉”，足阳明络脉“虚则足不收、胫枯”。

2. 经络病因病机

腓总神经损伤由于外伤、劳损等血溢脉外，瘀血阻滞足少阳、足阳明经络，邪气传播、流注、流溢、倾移于手少阳、手阳明经络，使经络运行不通，气血不达，筋脉失养所致。本病可为单纯经脉病，或经筋病，或络脉病，多为经脉、经筋、络脉同时涉及，经脉、经筋、络脉同病。

（二）诊断

1. 病史

多有外伤、劳损史。

2. 症状

足下垂，走路呈跨越步态；小腿前外侧及足背前、内侧感觉障碍。

3. 体征

小腿外侧及足背感觉减退，踝关节不能背伸及外翻，足趾不能背伸，胫前及小腿外侧肌肉萎缩。

4. 检查

肌电图及神经传导速度有异常，电生理检查患侧腓总神经传导速度减慢，波幅下降，F 波或 H 反射潜伏期延长；SEP 潜伏期延长，波幅下降，波间期延长；腓总神经支配肌肉的肌电图检查多为失神经电位，而健侧正常。

（三）治疗

髌腓总神经损伤为足少阳、足阳明经络病变，针刺选择同名手少阳、手阳明等经络穴位，对于劳损所致、外伤较轻者多能治愈，损伤较重者需手术治疗。

1. 第一对应关系（对应肘关节反应点）

① 部位：病痛对侧手少阳、手阳明经络肘部天井、曲池、手三里、阿是穴等对应压痛点。

② 刺法：用1.5寸毫针直刺入软组织间，刺入后或行针活动患腿，留针30分钟，1天1次。

2. 第二对应关系（腕部反应点）

① 部位：对侧手少阳、手阳明经络腕部阳池、阳溪等对应压痛点。

② 刺法：用1寸毫针直刺或斜刺入软组织间，刺入后或行针活动患腿，留针30分钟，1天1次。

3. 第三对应关系（对应井穴）

① 部位：对侧手少阳、手阳明经井穴关冲、商阳。

② 刺法：用三棱针、一次性采血针点刺放血，用手挤血，血色变而止或血尽而止，2天1次。

4. 第四对应关系（其他对应反应点）

① 部位：对侧手少阳、手阳明经络前臂、手背循行线上其他压痛等反应点。

② 刺法：用1.5寸毫针刺入后或行针活动患腿，留针30分钟，1天1次。

5. 第五对应关系（对应血络）

① 部位：对侧手少阳、手阳明络脉循行线上或附近的血络。

② 刺法：用三棱针、一次性采血针点刺放血，血色变而止或血尽而止，多个血络依次点刺，2天1次，一般1～2次即可。

6. 第六对应关系

配合足少阳、足阳明经络的局部针刺治疗。

二十九、不宁腿综合征

不宁腿综合征是指双下肢于坐姿或夜间睡眠时出现难以忍受的不适，迫使个体反复不停地活动下肢或下地行走的一种神经系统感觉运动障碍性疾病。属于痹证、伤筋范畴。

（一）病因病机

1. 足太阳经脉、经筋、络脉

不宁腿综合征病位在足太阳经络，通过足手太阳等经脉、络脉、经筋循行、交会等加强左右、上下之间的联系。

（1）太阳经脉的循行、主病　足太阳经循行于小腿后侧，足太阳经气不利则“踹如裂……腘、踹、脚皆痛”。

（2）足太阳经筋循行、主病　足太阳经筋夹脊，分布于小腿后侧，足太阳经筋受寒，则出现腘窝挛痛。

（3）足太阳络脉　足太阳皮部、浮络、孙络随经脉、经筋位于腘窝、下肢后侧，其血络反映了足太阳络脉瘀滞状况，也可有足太阳络脉的络穴受累。

2. 经络病因病机

不宁腿综合征因小腿活动量大，易于劳损，使血溢脉外，瘀阻足太阳经络，或外邪侵袭，痹阻足太阳经络，邪气传播、流注、流溢、倾移于手太阳经络，经络失养而致腿肚不舒。可为单纯经脉病，或经筋病，或络脉病，也可与经脉、经筋、络脉等先后或同时致病。

（二）诊断

1. 症状

下肢出现自发的、难以忍受的深部酸楚不适，可有撕裂感、蠕动感、刺痛、烧灼感、疼痛或者瘙痒感的异常感觉，以腓肠肌最常见，大腿或上肢偶尔也可以出现，通常为对称性。休息时出现症状，患者会产生想要移动肢体的强烈冲动，活动可以部分或者完全缓解，多伴有睡眠障碍。

2. 体征

小腿按压酸痛。

（三）治疗

不宁腿综合征为足太阳经络病变，针刺选择同名手太阳等经络经穴、阿是穴有一定疗效，可作为辅助疗法。

1. 第一对应关系（前臂对应反应点）

① 部位：对侧手太阳经络前臂循行线上对应支正、阿是穴等压痛点。

② 刺法：用1.5寸毫针刺入后或行针活动小腿，留针30分钟，1天1次。

2. 第二对应关系（对应肘关节反应点）

① 部位：病痛对侧手太阳经络肘部小海、阿是穴等对应压痛点。

② 刺法：用1.5寸毫针直刺入软组织间，刺入后或行针活动小腿，留针30分钟；也可加拔火罐，1天1次。

3. 第三对应关系（腕部反应点）

① 部位：对侧手太阳经络腕部养老、阳谷、阿是穴等对应压痛点。

② 刺法：用1寸毫针直刺或斜刺入软组织间，刺入后或行针活动小腿，留针30分钟，1天1次。

4. 第四对应关系（对应井穴）

① 部位：对侧手太阳经井穴少泽。

② 刺法：用三棱针、一次性采血针点刺放血，用手挤血，血色变而止或血尽而止，2天1次。

5. 第五对应关系（对应肩关节反应点）

① 部位：病痛对侧手太阳经络肩部肩贞、臑俞、阿是穴等对应压痛点。

② 刺法：用1.5寸毫针直刺入软组织间，刺入后或行针活动小腿，留针30分钟，1天1次。

三十、踝关节扭伤

踝关节扭伤是踝关节超过正常活动度引起关节周围软组织如关节囊、韧带、肌腱等发生撕裂伤而出现的疼痛、肿胀、皮肤瘀斑的病证。属于伤筋范畴。

（一）病因病机

1. 相关经脉、经筋、络脉的循行、主病

踝关节扭伤病位在足三阴、足三阳经络，通过手足三阴、三阳经脉、络脉、经筋循行、交会等加强左右、上下之间的联系。

（1）足少阳经脉、经筋、络脉的循行、主病

① 足少阳经循行于足外踝之前，足少阳经气不利则外踝前痛。

② 足少阳经筋上结外踝，维筋相交。

③ 足少阳络脉“去踝五寸，别走厥阴，下络足跗”，足少阳皮部、浮络、孙络随经脉、经筋位于小腿、足踝外侧，其血络反映了足少阳络脉瘀滞状况，也可有足少阳络脉的络穴受累。

（2）足太阴经脉、经筋、络脉的循行、主病

① 足太阴经循行足踝内前侧。

② 足太阴经筋上结于内踝，著于脊，足太阴经筋劳损、受寒，则出现足内踝痛。

③ 足太阴皮部、浮络、孙络随经脉、经筋位于小腿前内侧、足踝前内侧，其血络反映了足太阴络脉瘀滞状况，也可有足太阴络脉的络穴受累。

（3）足少阴经脉、经筋、络脉的循行、主病

① 足少阴经循行内踝之后。

② 足少阴经筋斜走内踝之下，结于足跟、循脊内，足少阴经筋劳损、受寒，则出现所过而结者皆痛及转筋。

③ 足少阴皮部、浮络、孙络随经脉、经筋位于小腿内后侧、足踝内后侧，其血络反映了足少阴络脉瘀滞状况，也可有足少阴络脉的络穴受累。

（4）足厥阴经脉、经筋、络脉的循行、主病

① 足厥阴经循行于内踝前，距内踝 1 寸处。

② 足厥阴经筋上结于内踝之前，足厥阴经筋劳损、受寒，则出现内踝前侧痛。

③ 足厥阴皮部、浮络、孙络随经脉、经筋位于小腿内侧、足内踝前，其血络反映了足厥阴络脉瘀滞状况，也可有足厥阴络脉的络穴受累。

（5）足太阳经脉、经筋、络脉的循行、主病

① 足太阳经循行外踝之后，足太阳经气不利则外踝后痛。

② 足太阳经筋上结于踝，夹脊，足太阳经筋损伤、受凉出现外踝后或和下疼痛。

③ 足太阳皮部、浮络、孙络随经脉、经筋位于小腿后侧、外踝后下，其血络反映了足太阳络脉瘀滞状况，也可有足太阳络脉的络穴受累。

（6）足阳明经脉、经筋、络脉的循行、主病

① 足阳明经循行内外踝之间，足阳明经气不利则足跗上皆痛。

② 足阳明经筋结于足背上，夹脊。

③ 足阳明皮部、浮络、孙络随经脉、经筋位于小腿、足踝前侧，其血络

反映了足阳明络脉瘀滞状况，也可有足阳明络脉的络穴受累。

2. 经络病因病机

踝关节扭伤由于外伤、劳损等血溢脉外，瘀血阻滞足三阴三阳经络，邪气传播、流注、流溢、倾移于手三阴三阳经络，使经络运行不通所致。可为单纯经脉病，或经筋病，或络脉病，多为经脉、经筋、络脉同时涉及，经脉、经筋、络脉同病。

（二）诊断

1. 病史

急性或慢性踝关节扭伤史，初次扭伤或反复扭伤，外踝多见。

2. 症状

局部疼痛，尤以内、外翻活动及行走时疼痛明显。踝关节被动内、外翻并跖屈时，局部疼痛剧烈。局部多不肿胀，或轻度肿胀。急性轻者可见局部肿胀，重者则整个踝关节均肿胀，皮下淤血明显，尤其是在伤后 2～3 天，皮下淤血青紫更为明显，主要表现为跛行，走路时患足不敢用力着地，踝关节活动受限。

3. 体征

外踝前下方、外踝前方、内踝下方等肿胀、压痛。

4. 影像学检查

X 线检查踝关节正位、侧位排除踝关节骨折。MRI 检查确定韧带损伤的情况、关节囊及关节软骨损伤的情况。

（三）治疗

踝关节扭伤病位在足三阴三阳经络，以足少阳、足太阴为主，针刺选择同名手三阴三阳经络穴位，多有较快、较好疗效，是黄帝内经对应经穴针刺法的优势病种。

1. 第一对应关系（腕部反应点）

① 部位：对侧手三阴、手三阳经络腕部太渊、阳溪、阳池、阳谷、大陵、神门、阿是穴等对应压痛点。

② 刺法：用 1 寸毫针直刺或斜刺入软组织间，刺入后或行针活动患踝，

留针 30 分钟，1 天 1 次，留针时间延长，疗效有所提高。

2. 第二对应关系（对应井穴）

① 部位：对侧手三阴、手三阳经井穴少商、商阳、中冲、关冲、少冲、少泽等。

② 刺法：用三棱针、一次性采血针点刺放血，用手挤血，血色变而止或血尽而止，多个穴位依次点刺，1 天 1 次。

3. 第三对应关系（对应肩部反应点）

① 部位：病痛对侧手三阴、手三阳经络肩部肩髃、肩髎、臑俞、阿是穴等对应压痛点。

② 刺法：用 1.5～2 寸毫针直刺入软组织间，病重可刺至骨膜，刺入后或行针活动患踝，留针 30 分钟，1 天 1 次。

4. 第四对应关系（对应血络）

① 部位：对侧手三阴、手三阳络脉循行线上或附近的血络。

② 刺法：用三棱针、一次性采血针点刺放血，血色变而止或血尽而止，多个血络依次点刺，2 天 1 次，一般 1～2 次即可。

5. 第五对应关系（其他对应反应点）

① 部位：对侧手三阴、手三阳经络循行线上其他压痛等反应点，尤其腕关节上下。

② 刺法：用 1.5 寸毫针刺入后或行针活动患踝，留针 30 分钟，1 天 1 次。

（四）典型病例

国某某，女，57 岁，2021 年 7 月就诊，右踝损伤疼痛 5 小时。患者 5 小时前右踝不慎崴伤，给予捏筋手法治疗，疼痛逐渐加重，不敢行走。查右踝关节弥漫性肿胀、发热，压痛，以外踝前下、内侧为主，诊断为右踝关节扭伤，辨为足少阳、阳明病。寻找同名经手少阳、阳明经左腕尺骨小头下、桡侧等明显压痛点，分别给予针刺，当即右踝疼痛减轻，间断行针并活动右踝，留针 1 小时，右踝关节肿胀消失大半，发热消失，疼痛明显减轻，留针 3 小时，疼痛基本消失，已正常上班，1 周后随访，已恢复正常。

王某某，男，57 岁，左外踝痛 1 周。患者 1 周来左外踝疼痛，行走、上下楼明显。查左外踝后上压痛，诊断为左外踝损伤，辨为足太阳病。寻找同名经手太阳经右腕尺骨小头尺侧压痛点，给予针刺，当即左踝疼痛减轻，留针40分钟，间断行针并活动左踝，左腿走路、上下楼已不痛，留针1小时，右手同名经手太阳经井穴少泽点刺，用手挤血，左外踝疼痛、压痛消失，行走正常。

三十一、跟痛症

跟痛症是多种慢性疾患所致的足跟跖面疼痛，步行或站立时疼痛加重的病证。常见于中老年人，特别是45～60岁发病最多。属于伤筋范畴。

（一）病因病机

1. 相关经脉、经筋、络脉的循行

跟痛症病位在足少阴、足太阳经络，通过手足少阴、太阳经脉、络脉、经筋循行、交会等加强左右、上下之间的联系。

（1）足太阳经脉、经筋、络脉的循行、主病

① 足太阳经循行于足跟外侧，足太阳经脉不通则足脚痛。

② 足太阳经筋分布于足跟，夹脊，足太阳经筋劳损、受寒则跟肿痛。

③ 足太阳皮部、浮络、孙络随经脉、经筋位于下肢后侧、足跟外侧，其血络反映了足太阳络脉瘀滞状况，也可有足太阳络脉的络穴受累。

（2）足少阴经脉、经筋、络脉的循行、主病

① 足少阴经循行于足跟内侧，足少阴经气不通则足下热而痛。

② 足少阴经筋分布于足跟内侧，循脊内，足少阴经筋劳损、受寒，则出现所过而结者皆痛及转筋。

③ 足少阴大络循行于跟部，加强了足少阴经与跟部的联系，足少阴皮部、浮络、孙络随经脉、经筋位于下肢内后侧、足跟内侧，其血络反映了足太阳络脉瘀滞状况，也可有足少阴络脉的络穴受累。

2. 经络病因病机

跟痛症由于劳损、受凉等阻滞经络，使足少阴、足太阳经络运行不通，邪气传播、流注、流溢、倾移手少阴、手太阳经络，不通则痛，本病可为单纯经脉病，或经筋病，或络脉病，多为经脉、经筋、络脉、骨同时涉及，经脉、经筋、络脉、骨同病。

（二）诊断

1. 症状

病程缓慢，足跟跖面疼痛，多在足跟内前、正中，也可在内外侧及侧缘，步行或站立时疼痛加重，疼痛轻者走路或久站后疼痛，重者足跟肿胀不能站立或行走，疼痛甚至涉及小腿后侧。

2. 体征

足跟压痛，手指触压疼痛剧烈，可有肿胀，小腿后侧可有压痛。

3. 辅助检查

X线检查可见跟骨增生，或正常。

（三）治疗

跟痛症病位在足少阴、足太阳经及其之间经络，针刺选择同名手少阴、手太阳及其之间经络穴位，多有较快、较好疗效。

1. 第一对应关系（腕部反应点）

① 部位：对侧手少阴、手太阳经络腕部阳谷、大陵、神门、阿是穴等对应压痛点。

② 刺法：用1寸毫针直刺、斜刺入软组织间，刺入后或行针活动患处，留针30分钟，1天1次。

2. 第二对应关系（对应肩关节反应点）

① 部位：病痛对侧手少阴、手太阳经络肩部肩贞、臑俞、阿是穴等对应压痛点。

② 刺法：用1.5～2寸毫针直刺入软组织间，病重可刺至骨膜，刺入后或行针活动患处，留针30分钟，1天1次。

3. 第三对应关系（对应井穴）

① 部位：对侧手少阴、手太阳经井穴少冲、少泽。

② 刺法：用三棱针、一次性采血针点刺放血，用手挤血，血色变而止或血尽而止，多个络穴依次点刺，2天1次。

4. 第四对应关系（其他对应反应点）

① 部位：对侧手少阴、手太阳经络前臂循行线上其他压痛反应点。

② 刺法：用1.5寸毫针刺入后或行针活动患处，留针30分钟，1天1次。

（四）典型病例

刘某某，男，56岁，左足跟疼痛半个月。患者半个月前出现左足跟疼痛，每休息后行走时明显。查左足跟前内侧、外侧中间压痛，诊断为跟痛症（左），寻找右手大小鱼际均有压痛，分别给予针刺，嘱其轻轻活动左足，留针30分钟，1日1次；右侧少泽、少冲点刺放血，2日1次，治疗8次，左足跟疼痛消失，走路正常。

三十二、跟腱炎

跟腱炎是指发生于跟腱及周围腱膜的无菌性炎症，以局部疼痛，足跟不能着地，踝关节背伸疼痛为主要表现。属于伤筋的范畴。

（一）病因病机

1. 相关经脉、经筋、络脉的循行、主病

跟腱炎病位在足太阳、足少阴经络，通过手足太阳、少阴经脉、络脉、经筋循行、交会等加强左右、上下之间的联系。

（1）足太阳经脉、经筋、络脉的循行、主病

① 足太阳经循行足跟腱外侧，足太阳经脉不通则足脚痛。

② 足太阳经筋分布于足跟腱外侧，夹脊，足太阳经筋劳损、受寒则跟肿痛。

③ 足太阳皮部、浮络、孙络随经脉、经筋位于下肢后侧、足跟腱外侧，其血络反映了足太阳络脉瘀滞状况，也可有足少阴络脉的络穴受累。

（2）足少阴经脉、经筋、络脉的循行、主病

① 足少阴经循行于足跟腱内侧，足少阴经气不通则足下热而痛。

② 足少阴经筋分布于足跟腱内侧，循脊内，足少阴经筋劳损、受寒，则出现所过而结者皆痛及转筋。

③ 足少阴大络循行于跟部，加强了足少阴经与跟部的联系。足少阴皮部、浮络、孙络随经脉、经筋位于下肢内后侧，其血络反映了足太阳络脉瘀滞状况，也可有足少阴络脉的络穴受累。

2. 经络病因病机

跟腱应力大，长期行走易造成跟部筋损伤。跟腱炎因足少阴、足太阳经络

阻滞，邪气传播、流注、流溢、倾移于手少阴、手太阳经络而致，可单纯经脉病，或络脉病，或经筋病，也可经脉、络脉、经筋同病。

（二）诊断

1. 病史

患者通常有长期或剧烈运动史。

2. 症状

足跟部上方、内侧肿胀、疼痛、酸痛、僵硬，活动后加剧，重者涉及小腿后侧。

3. 体征

跟腱区域有明显压痛。跟腱周围可出现肿胀，跟腱增粗或有结节。

（三）治疗

跟痛症病位在足少阴、足太阳及其之间经络，针刺选择同名手少阴、手太阳及其之间经络穴位。

1. 第一对应关系（腕部反应点）

① 部位：对侧手少阴、手太阳经络腕部阳谷、神门、阿是穴等对应压痛点。

② 刺法：用 1 寸毫针直刺或斜刺入软组织间，刺入后或行针活动患处，留针 30 分钟，1 天 1 次。

2. 第二对应关系（对应井穴）

① 部位：对侧手少阴、手太阳经井穴少冲、少泽。

② 刺法：用三棱针、一次性采血针点刺放血，用手挤血，血色变而止或血尽而止，多个络穴依次点刺，2 天 1 次。

3. 第三对应关系（其他对应反应点）

① 部位：对侧手少阴、手太阳经络前臂循行线上其他压痛反应点。

② 刺法：用 1.5 寸毫针刺入后或行针活动患处，留针 30 分钟，1 天 1 次。

（四）典型病例

唐某某，男，37 岁，左足后跟疼痛半个月。患者半个月前无明显原因出现左足后跟疼痛，走路加重。查左足后跟内侧压痛，无肿胀，诊断为跟腱炎

（左），辨为足少阴经病。右侧同名经手少阴经尺骨小头内侧明显压痛点给予针刺，嘱其行走，当即不痛，留针 30 分钟，1 日 1 次；右侧同名经手少阴经井穴少冲点刺放血，2 日 1 次。治疗 4 次，左足后跟压痛消失，走路正常。

三十三、跖痛症

跖痛症是指前足横弓劳损或跖神经受压所致的以足底部疼痛为主要表现的病证。属于伤筋的范畴。

（一）病因病机

1. 相关经脉、经筋、络脉的循行、主病

跖痛症与足三阴等经等经络有关，通过手足三阴等经脉、络脉、经筋循行、交会等加强左右、上下之间的联系。

（1）经脉　足三阴经于脏腑、前后正中部位相交，通过脏腑、前后正中部位加强了左右经脉的联系，足太阴经循行足大趾内侧、足内侧，足厥阴经循行足大趾外侧，足少阴经循行足小趾、足底。

（2）经筋　足三阴经筋通过交会于脊、左右经筋力的协调，加强左右经筋的联系。足太阴经筋著于脊，循行足大趾内侧、足内侧；足厥阴经筋循行足大趾外侧；足少阴经筋循行足小趾、足底、脊内。

（3）络脉　足三阴络脉随经脉、经筋密集分布于足底、趾下面，尤其在趾尖最为集中；足三阴皮部分布于足底、趾下面，也可有其络脉的络穴受累。

2. 经络病因病机

跖痛症因外伤、慢性劳损等使跖趾关节内侧血溢脉外，痹阻足三阴经络，或外邪侵袭，传播、流注、流溢、倾移于手三阴经络，痹阻跖趾关节部而致跖部疼痛、行走加重，可单纯经脉病，或络脉病，或经筋病，也可与经脉、络脉、经筋先后或同时致病。

（二）诊断

1. 病史

多有前足掌劳损史。

2. 症状

前足底疼痛，多见于第二、三跖骨头下方，可延及趾尖，严重者可上及小腿，行走、劳累后加剧。部分患者可伴有足趾及周围麻木，有足部骨质病变或外伤者可致足部活动受限。

3. 体征

跖骨头压痛。

（三）治疗

跖痛症与屈指肌腱腱鞘炎相似，取穴手同名经络穴位或跖趾数对应掌指同构部位相结合，以跖趾数对应同构为主，多是跖趾对应的掌指阿是穴，不是所有部位都取，而是只取对应部位。

1. 第一对应关系（对应掌指关节反应点）

① 部位：病痛对侧手对应的掌指关节内侧反应点压痛点。

② 刺法：用 0.5～1 寸毫针直刺入软组织间，可以 1 针，也可 2～3 针，病重可刺至骨膜，刺入后或行针活动患趾，留针 30 分钟，1 天 1 次。

2. 第二对应关系（对应井穴）

① 部位：对侧手三阴经井穴少商、中冲、少冲。

② 刺法：用三棱针、一次性采血针点刺放血，用手挤血，血色变而止或血尽而止，2 天 1 次。

3. 第三对应关系（腕部反应点）

① 部位：对侧手三阴经络踝部神门、大陵、太渊等对应压痛点。

② 刺法：用 1 寸毫针直刺或斜刺入软组织间，刺入后或行针活动患趾，留针 30 分钟，1 天 1 次。

（四）典型病例

王某某，女，77 岁，左足前掌疼痛半个月。患者半个月前出现左足前掌疼痛，走路加重。查左足底第二跖趾压痛，诊断为跖痛症（左），寻找右手第二掌指关节内侧明显压痛，给予针刺 2 针，嘱其轻轻活动左足，左足痛明显减轻，留针 30 分钟，1 日 1 次，右侧商阳点刺放血，2 日 1 次，治疗 6 次，左足前掌疼不痛，走路正常，2 个月随访，未复发。

三十四、跖趾、趾间关节损伤

跖趾、趾间关节损伤是指外力作用造成跖趾与趾间关节的关节囊、筋膜、韧带等组织的损伤。

（一）病因病机

跖趾、趾间关节损伤与足三阴、足三阳等经等经络有关，通过手足三阴、三阳等经脉、络脉、经筋循行、交会等加强左右、上下之间的联系。

1. 相关经脉、经筋、络脉

（1）经脉循行　足三阳、三阳经脉于脏腑、前后正中部位相交，通过脏腑、前后正中部位加强了左右经脉的联系，足太阴经循行足大趾、第一楔骨、跖骨、趾骨内侧，足厥阴经循行足大趾、第二三跖骨间，足少阴经循行足底、小趾，足阳明经循行第二趾骨前侧、第二三跖骨间，足少阳经循行第四趾骨前侧、第四五跖骨间，足太阳经循行足小趾、第五跖骨外侧。

（2）经筋循行　足三阳、三阳经筋通过交会于脊、维筋相交、左右经筋力的协调，加强左右经筋的联系。足太阳经筋循行足小趾，著于脊；足少阳经筋维筋相交，循行足四趾；足阳明经筋循行足中三趾，著于脊；足太阴经筋循行足大趾内侧，著于脊；足少阴经筋起于小趾之下、脊内；足厥阴经筋循行足大趾前。

（3）络脉　足三阴络脉随经脉、经筋密集分布于足底；足三阳络脉随经脉、经筋密集分布于足前侧，也可有其络脉的络穴受累，尤其井穴。

2. 经络病因病机

足行走活动量大，使跖趾、趾间关节部易于损伤。外伤、慢性劳损等使跖趾、趾间关节内侧血溢脉外，痹阻足三阴三阳经络，外邪、瘀血之邪传播、流溢、流注、倾移于手三阴三阳经络而致跖趾、趾间关节疼痛、行走加重，可单纯经脉受病引起，也可与经脉、络脉、经筋先后或同时致病。

（二）诊断

1. 病史

跖趾与趾间关节劳损史。

2. 症状

伤后跖趾与趾间关节疼痛、肿胀，行走加重。

3. 检查

跖趾与趾间关节压痛。

（三）治疗

跖趾、趾间关节损伤与掌指、指间关节损伤相似，针刺取同名手三阴、手三阳经对应穴位，取穴同名经络穴位与掌跖、指趾数对应结构相结合，拇指对应足大趾、示指对应第二趾、中指对应第三趾、环指对应第四趾、小指对应第五趾，掌指对应跖趾、一节对应一节、末节对应末节等，找出疼痛和对应部位压痛的确切位置，多能针入疼减甚至疼消。

1. 第一对应关系（对应掌指、指间关节反应点）

① 部位：病痛对侧足对应的掌指、指间关节压痛点。

② 刺法：用 0.5 寸毫针直刺入软组织间，病重可刺至骨膜，刺入后或行针活动患趾，留针 30 分钟，1 天 1 次。

2. 第二对应关系（对应井穴）

① 部位：对侧手三阴、三阳经井穴少商、商阳、关冲、少冲、中冲、少泽等。

② 刺法：用三棱针、一次性采血针点刺放血，用手挤血，血色变而止或血尽而止，2 天 1 次。

（四）典型病例

刘某某，女，71 岁，右第四趾疼痛 1 周。患者 1 周来无明显原因出现右第四趾疼痛，走路活动加重，患者因疼痛保护不让按压，只好按压对应点，左手四指第一、第二趾间关节内外背侧压痛，以背侧为主，诊为趾间关节炎，辨为足少阳经病。取同名经手少阳经左第四指关节压痛点，给予 0.5 寸毫针 5 针针刺，嘱其活动右足趾，疼痛当即减轻，留针 45 分钟，疼痛缓解 80%，1 日 1 次，针刺 3 次，右足趾疼痛及压痛消失。

第二节
内科病证

一、头痛

头痛是持续性的头部闷痛、压迫感、沉重感、紧箍感的统称，多为两颞侧、后枕部，少部分为头顶部或全头部，为临床常见病、多发病。头痛病经久不愈，以头痛部位不定，作止无常，发作则持续不已，愈后遇触复发者为头风。

（一）病因病机

1. 相关经脉、经筋、络脉的循行、主病

头痛与督脉、足三阳、足厥阴、手少阳、手阳明经络有关，通过手足三阳、手厥阴、任、督等经脉、络脉、经筋循行、交会等加强左右、上下之间的联系。故头有“诸阴之会”“清阳之府”之说。

（1）足太阳经脉、经筋、络脉的循行、主病

① 足太阳经脉循行于头部、项，“从巅入络脑”，与额、顶、头后等疼痛关系密切。

② 足太阳经筋结于枕骨，上头部，夹脊。

③ 足太阳络穴飞扬治疗“头背痛”；足太阳皮部、浮络、孙络随经脉、经筋位于头部、颈部、后腰背、下肢后侧，其血络反映了足太阳络脉瘀滞状况，也可有足太阳络脉的络穴受累。

（2）手少阳经脉、经别、络脉循行、主病

① 手少阳经脉循行于头侧，与侧头痛有关。

② 手少阳经筋分布于目外眦和头侧部。

③ 手少阳皮部、浮络、孙络随经脉、经筋位于头侧、上肢外侧，其血络反映了手少阳络脉瘀滞状况，也可有手少阳络脉的络穴受累。

（3）足少阳经脉、经筋、络脉循行、主病

① 足少阳经脉“上抵头角，下耳后”，足少阳经脉不通，可致“头痛”。

② 足少阳经筋“维筋相交”“循耳后，上额角，交巅上”，与侧头痛有关。

③ 足少阳皮部、浮络、孙络随经脉、经筋位于头侧、下肢外侧，其血络反映了足少阳络脉瘀滞状况，也可有足少阳络脉的络穴受累。

（4）足阳明经脉　足阳明经脉循行于额部，前额痛为足阳明经脉不通引起。

（5）手阳明经筋循行　手阳明经筋“上左角，络头”。

（6）足厥阴经循行、主病　足厥阴经循行于颠顶，与巅顶头痛关系最密。

（7）督脉循行、主病　督脉循行于头正中，其络脉“上项，散头上”，故头正中部位疼痛与督脉相关。

2. 经络病因病机

头痛由于受凉、七情、劳倦等使瘀血、外邪阻滞于手足少阳、手足阳明、足太阳、足厥阴、督脉等经络，在对应经络中传播、流注、流溢、倾移，经络运行不通，不通则痛。本病可为单纯经脉病，或经筋病，或络脉病，多为经脉、经筋、络脉同时涉及，经脉、经筋、络脉同病。

（二）诊断

1. 病史

有疲劳、生气、失眠、焦虑、忧郁、受凉等病史。

2. 症状

（1）疼痛　可呈胀痛、刺痛、冷痛、闷痛、压迫感、沉重感，疲劳、生气、失眠、焦虑、忧郁、受凉等诱发或加重。可伴有头晕、恶心、呕吐、烦躁易怒、心慌、气短、恐惧、耳鸣、失眠、多梦、颈部僵硬等。

（2）头痛部位　两侧、后枕部、头顶部、前额或全头部。

（3）程度　可以隐痛、微痛、也可剧痛。

（4）时间　可呈阵发性，也可持续性。

3. 头痛分类

（1）紧张性头痛　多发于中青年女性，症状为两额及枕区疼痛，可延及头两侧和颈部，呈持续性钝痛，有紧箍感和重压感，伴有失眠等。

（2）丛集性头痛　发生于眶、眶上、颞部的发作性单侧头痛，以搏动痛或胀痛为主，可一天内发作数次，每次持续十几分钟至几小时，间隔数周、数月或数年后复发。发作时可伴有同侧结膜充血、流泪、鼻塞、流涕、前额和面部出汗等。

（3）偏头痛　反复发作的单侧或双侧搏动性头痛，常伴有恶心、呕吐及畏光，安静环境下休息或睡眠后头痛可以得到缓解。

4. 辨证分经

根据疼痛部位进行辨证分经络，为循经络选穴治疗打下基础。

（1）阳明头痛　疼痛部位在额角、眉棱、鼻根部。

（2）少阳头痛　疼痛部位在头侧部。

（3）太阳头痛　疼痛部位在后枕部，下连于项。

（4）厥阴头痛　疼痛部位在巅顶部，下连于目。

（三）治疗

头为诸阳之会，与足太阳、手足少阳、手足阳明、足厥阴、督脉等相关，针刺同名手足少阳、手足阳明、手太阳、手厥阴等经络，一侧疼痛针刺对侧，双侧疼痛，双侧同调，一般有较好疗效，尤其是紧张性头痛，经针刺治疗即时缓解，丛集性头痛、偏头痛等顽固性头痛也可获得较好疗效，治疗单独取经脉、或经筋、或络脉，多有一定疗效，也可经脉、经筋、络脉同时治疗，尤其疑难病证患者，才能取得较好疗效，各种针刺方法选择运用，或交替运用。

1. 第一对应关系（腕踝部反应点）

① 部位：对侧手足少阳、手足阳明、手太阳、手厥阴等经络腕部阳溪、阳池、阳谷、大陵，踝部解溪、丘墟、足临泣及阿是穴等对应压痛点。

② 刺法：用 1 寸毫针直刺或斜刺入软组织间，留针 30 分钟，1 天 1 次。

2. 第二对应关系（对应井穴）

① 部位：对侧手足少阳、手足阳明、手太阳、手厥阴经井穴商阳、中冲、关冲、厉兑、足窍阴、少泽等。

② 刺法：用三棱针、一次性采血针点刺放血，用手挤血，血色变而止或血尽而止，多个络穴，依次点刺，2 天 1 次。

3. 第三对应关系（其他对应反应点）

① 部位：对侧手足少阳、手足阳明、手太阳、手厥阴等经络前臂、小腿循行线上其他压痛反应点。

② 刺法：用 1.5 寸毫针刺入后或行针活动头颈，留针 30 分钟，1 天 1 次。

4. 第四对应关系（对应血络）

① 部位：对侧手足少阳、手足阳明、手太阳、手厥阴经络脉循行线上或附近的血络。

② 刺法：用三棱针、一次性采血针点刺放血，血色变而止或血尽而止，多个血络，依次点刺，2 天 1 次，一般 1～2 次即可。

（四）典型病例

白某某，女，41 岁，头痛半年，加重 5 天。患者半年来经常出现头痛，以头侧为主，时断时续，每休息不好、劳累引发或加重，5 天前疲劳后头痛加重，伴有恶心、失眠，查双侧颞部、风池穴部压痛，诊断为头痛，辨为手足少阳经病。给予腕踝部阳池、丘墟、足临泣、阿是穴、手足少阳经络循行线上前臂、小腿压痛穴位针刺，留针 30 分钟，1 日 1 次；井穴关冲、足窍阴、下肢外侧血络三棱针点刺放血，2 日 1 次，头痛逐渐减轻，治疗 7 次，头痛消失。

二、眩晕

眩是指眼花或眼前发黑，晕是指头晕甚或感觉自身或外界景物旋转，二者常同时并见，故统称为眩晕。轻者闭目即止，重者如坐车船，旋转不定，不能站立，或伴有恶心、呕吐、汗出，甚则昏倒，又称头眩、掉眩、冒眩、风眩等，为各种原因所致经络不通、上扰脑窍或脑失所养所致。本病多见于现代医中的梅尼埃病、晕动病等、中枢性眩晕（高血压、低血压、脑动脉粥样硬化等）、神经症、贫血、颈椎病（椎动脉型、交感神经型）。

（一）病因病机

1. 相关经脉、经筋、络脉的循行、主病

（1）足太阳经脉、经筋、络脉的循行、主病

① 足太阳经脉循行于头部、项部，与眩晕关系密切。

② 足太阳经筋夹脊，结于枕骨，上头，筋膜影响头部气血运行。

③ 足太阳皮部、浮络、孙络随经脉位于头部、颈部、后腰背、下肢后侧，

其血络反映了足太阳络脉瘀滞状况，也可有足太阳络脉四末的络穴受累。

(2) 足少阳经脉、经筋、络脉的循行、主病

① 足少阳经脉循行于颈和头侧部。

② 足少阳经筋维筋相交，分布于颈和头侧部。

③ 足太阳皮部、浮络、孙络随经脉位于头部、颈部、后腰背、下肢后侧，其血络反映了足太阳络脉瘀滞状况，也可有足太阳络脉的络穴受累。

(3) 足少阳经脉、经筋、络脉的循行、主病

① 足少阳经脉起于目锐眦，上抵头角，下耳后。

② 足少阳经筋循耳后，上额角，交巅上。

③ 足少阳皮部、浮络、孙络随经脉位于头侧、下肢外侧，其血络反映了足少阳络脉瘀滞状况，也可有足少阳络脉的络穴受累。

(4) 足厥阴经循行、主病　足厥阴经循行于巅顶。

(5) 督脉循行、主病　督脉循行于头正中，其络脉“上项，散头上”，故眩晕与督脉相关。

2. 经络病因病机

眩晕由于受凉、七情、劳倦等使瘀血、外邪阻滞足太阳、少阳、厥阴、督脉等经络，在手足太阳、少阳、厥阴、任、督经络中传播、流注、流溢、倾移，经络运行不通，或正气不足，经络空虚，脑失所养所致。本病可为单纯经脉病，或经筋病，或络脉病，极个别涉及骨，多为经脉、经筋、络脉同时涉及，经脉、经筋、络脉同病。

（二）诊断

1. 症状

头晕目眩，视物旋转，轻者闭目即止，重者如坐车船，甚则仆倒。可伴有恶心呕吐，眼球震颤，耳鸣耳聋，汗出，面色苍白等。

2. 检查

查血红蛋白、红细胞计数、测血压、心电图、颈椎 X 线片、头部 CT、MRI 等，有助于明确诊断，排除颅脑病等。

（三）治疗

眩晕为同名经对应针刺法的适应证，要分清引起眩晕的原因及标本虚实，

针对性进行治疗，眩晕一般是双侧，所以双侧同调，也可配合头颈、足部穴位。

1. 第一对应关系（腕踝部反应点）

① 部位：对侧手少阳、太阳、厥阴等经络腕部阳溪、后溪、阳谷、大陵等对应压痛点。

② 刺法：用 1 寸毫针直刺或斜刺入软组织间，留针 30 分钟，1 天 1 次。

2. 第二对应关系（对应井穴）

① 部位：对侧手少阳、太阳、厥阴经络井穴中冲、关冲、少泽等。

② 刺法：用三棱针、一次性采血针点刺放血，用手挤血，血色变而止或血尽而止，多个络穴依次点刺，1 天 1 次。

3. 第三对应关系（其他对应反应点）

① 部位：对侧手少阳、太阳、厥阴经络前臂循行线上压痛反应点。

② 刺法：用 1.5 寸毫针刺入后或行针活动头颈，留针 30 分钟，1 天 1 次。

4. 第四对应关系（任脉穴位）

① 部位：以任脉穴位曲骨及耻骨联合部的压痛穴位为主。

② 刺法：用 30 号 1 寸毫针针刺，1 天 1 次；或小针刀刺至骨，或三棱针、一次性采血针点刺放血，2 天 1 次。

三、胸痛

胸痛是胸部劳损、外伤、感邪等因素引起的以胸部疼痛为主要表现的病证，排除由心肺等内脏疾病引起的胸痛。

（一）病因病机

1. 相关经脉、经筋、络脉的循行主病

胸部有足少阴、足阳明、足太阴、任脉、手厥阴等经络循行，通过手足少阴、阳明、太阴、厥阴、任、督等经脉、络脉、经筋循行、交会等加强左右、上下之间的联系。

（1）足阳明经脉、经筋、络脉的循行

① 足阳明经循行于胸部距前正中线 4 寸处。

② 足阳明经筋呈带状分布于胸部距前正中线 4 寸处。

③ 足阳明皮部、浮络、孙络随经脉循行于胸部距正中约 4 寸范围，足阳明络脉瘀滞，可出现血络，络穴也可受累。

（2）足太阴经脉、经筋、络脉的循行、主病

① 足太阴经循行于胸部距前正中线 6 寸处。

② 足阳明经筋以带状分布于胸部距前正中线 6 寸处。

③ 足太阴皮部、浮络、孙络随经脉循行于胸部距正中约 6 寸范围，足太阴络脉瘀滞，可出现血络，络穴也可受累。

（3）足少阴经脉、络脉的循行、主病

① 足少阴经循行于胸部距前正中线 2 寸处。

② 足少阴皮部、浮络、孙络随经脉循行于胸部距正中约 2 寸范围，足少阴络脉瘀滞，可出现血络，络穴也可受累。

（4）任脉的循行

任脉循行前正中线。

（5）厥阴肝经、足少阳经

足少阳、厥阴经循行胸胁。

2. 经络病因病机

胸痛由于劳损、外伤，血溢脉外，痹阻足阳明、少阴、太阴、厥阴、任脉经络，或饮食、七情等使足阳明、少阴、太阴、厥阴、任脉经络阻滞不通，或寒邪等外邪侵袭，流注足阳明、少阴、太阴、厥阴、任脉经络，传播、流注、流溢、倾移于手阳明、少阴、太阴、厥阴、督脉经络，本病可为单纯经脉病、或经筋病、或络脉病，多为经脉、经筋、络脉同时涉及。

（二）诊断

1. 症状

胸部疼痛，为胀痛、刺痛、钝痛、隐痛等，可呈持续性，也可为阵发性，活动多加重。

2. 体征

胸胁部一处或多处有不同程度的压痛。

3. 检查

辅助检查多正常，排除心肺等内脏病变。

（三）治疗

黄帝内经对应经穴针刺法治疗胸痛，应当辨别胸痛部位，正中部位属于任脉，正中旁开 2 寸属于足少阴经络，旁开 4 寸属于足阳明经络，旁开 6 寸属于足太阴经络，胸部乳头直下属于足厥阴经络，部位局限者取一条经络，部位较大者取二条或多条经络，选择相应手同名经络、督脉穴位针刺。

1. 第一对应关系（前臂对应反应点）

① 部位：对侧手阳明、手太阴、手少阴、手厥阴、手少阳经络循行线上前臂压痛点等反应点，压痛反应点的上下位置与胸痛上下位置相一致。

② 刺法：用 1.5 寸毫针刺入后或行针深呼吸，留针 30 分钟，1 天 1 次。

2. 第二对应关系（腕部反应点）

① 部位：对侧手阳明、手太阴、手少阴经络腕部阿是穴、阳溪、太渊、神门、大陵等对应压痛点。

② 刺法：用 1 寸毫针直刺或斜刺入软组织间，留针 30 分钟，1 天 1 次。

3. 第三对应关系（对应督脉穴位）

① 部位：督脉循行线上腰骶部压痛穴位。

② 刺法：用 1～1.5 寸毫针直刺、斜刺入软组织间，1 天 1 次。

4. 第四对应关系（对应肘关节附近反应点）

① 部位：对侧手阳明、手太阴、手少阴经络肘部曲池、尺泽、少海、曲泽等对应压痛点。

② 刺法：用 1.5 寸毫针直刺入软组织间，留针 30 分钟，1 天 1 次。

5. 第五对应关系（对应井穴）

① 部位：对侧手阳明、手太阴、手少阴经井穴商阳、少商、少冲。

② 刺法：用三棱针、一次性采血针点刺放血，用手挤血，血色变而止或血尽而止，2 天 1 次。

6. 第六对应关系（对应血络）

① 部位：对侧手阳明、手太阴、手少阴、手厥阴络脉循行线上或附近的血络。

② 刺法：用三棱针、一次性采血针点刺放血，血色变而止或血尽而止，多个血络依次点刺，2 天 1 次，一般 1～2 次即可。

四、胁痛

胁痛是以一侧或两侧胁肋部疼痛为主要表现的病证，多见于肋间神经痛、急慢性胆囊炎、急慢性肝炎等病。同名经针刺法适用于非内脏疾病引发的胁痛病证。

（一）病因病机

1. 相关经脉、经筋、络脉的循行、主病

胁部有足少阳、足厥阴等经络循行，通过手足少阳、厥阴等经脉、络脉、经筋循行、交会等加强左右、上下之间的联系。

（1）足少阳经脉、经别、经筋、络脉的循行、主病

① 足少阳经循行胁肋，足少阳经别加强了足少阳经与胁肋部的联系，足少阳经脉不通则胁肋皆痛。

② 足少阳经筋分布于胁肋部，足少阳经筋劳损、受寒，出现眇季胁痛。

③ 足少阳皮部、浮络、孙络随经脉位于胁部、下肢外侧，其血络反映了足少阳络脉瘀滞状况，也可有足少阳经的络穴受累，尤其是井穴。

（2）足厥阴经脉、络脉的循行

① 足厥阴经脉“布胁肋”。

② 足厥阴皮部、浮络、孙络随经脉位于胁部、下肢内侧，其血络反映了足厥阴络脉瘀滞状况，也可有足厥阴经的络穴受累，尤其是井穴。

胁部还有足少阳、太阳之间络脉，上部有足太阴经循行。

2. 经络病因病机

胁痛由于饮食、七情、劳欲、外伤、劳损等使足少阳、足厥阴经络运行失常，经络运行不通，传播、流注、流溢、倾移于手少阳、手厥阴经络，不通则痛，或经脉不足，不荣则痛，可为单纯经脉病，或经筋病，或络脉病，多为经脉、经筋、络脉同时涉及，久病及骨。

（二）诊断

1. 病史

多有七情内伤、饮食不节、感受湿热、胁部损伤等病史。

2. 症状

一侧或两侧胁肋部疼痛，可为胀痛、刺痛、隐痛、闷痛、走窜痛等，伴有急躁易怒、胸闷、腹胀、嗳气、呃逆、恶心、纳呆、口苦等。

3. 体征

局部可有压痛。

4. 辅助检查

血常规、B超、肝功能等排除肝胆病变。

（三）治疗

黄帝内经对应经穴针刺法治疗胁痛有较好疗效。胁痛为足少阳、足厥阴等经络循行范围，针刺同名手少阳、手厥阴经络等穴位，根据胁痛上下位置，选择上肢上下位置，一侧胁痛者对侧治疗，双侧胁痛双侧同时治疗，内脏病胁痛也有较好疗效，但要分清胁痛原因，结合对因治疗。对于足太阳、足少阳之间的疼痛，也可在手太阳、手少阳经络之间选择压痛点。

1. 第一对应关系（对应肘关节反应点）

① 部位：对侧手厥阴、手少阳经络及足少阳、足太阳之间络脉肘部及上下阿是穴、天井、曲泽等对应压痛点。

② 刺法：用1.5寸毫针直刺入软组织间，留针30分钟，1天1次，用于胁部中间部位疼痛。

2. 第二对应关系（腕部反应点）

① 部位：对侧手少阳、手厥阴经络腕部阳池、大陵、阿是穴等对应压痛点。

② 刺法：用1寸毫针直刺或斜刺入软组织间，留针30分钟，1天1次，用于胁部上方部位疼痛。

3. 第三对应关系（其他对应反应点）

① 部位：对侧手少阳、手厥阴经络循行线上其他上肢对应压痛点。

② 刺法：用1.5寸毫针刺入后或行针活动胸胁部，留针30分钟，1天1次。

4. 第四对应关系（对应井穴）

① 部位：对侧手少阳、手厥阴经井穴关冲、中冲。

② 刺法：用三棱针、一次性采血针点刺放血，用手挤血，血色变而止或血尽而止，2 天 1 次。

5. 第五对应关系（对应血络）

① 部位：对侧手少阳、手厥阴络脉循行线上或附近的血络。

② 刺法：用三棱针、一次性采血针点刺放血，血色变而止或血尽而止，多个血络依次点刺，2 天 1 次，一般 1～2 次即可。

（四）典型病例

高某某，男，46 岁，右胁痛 3 个月。3 个月前损伤感右侧胁痛，逐渐好转，5 天前又因生气诱发胁痛，呈胀痛，诊为右胁痛，辨为足厥阴、足少阳经病。针刺左侧同名经手厥阴、手少阳经肘部天井、曲泽、阿是穴及腕部阳池、大陵等压痛穴位，留针 30 分钟，1 日 1 次；左侧同名手厥阴、手少阳经井穴关冲、中冲点刺放血，用手挤血，胁痛减轻，前后针刺共 8 次，胁痛消失。

任某，女，63 岁，右腰胁之间疼痛 1 周，1 周来感右侧腰胁之间疼痛，部位为足太阳、足少阳经之间，诊为右腰胁痛，辨为足太阳、足少阳经之间病。针刺同名经左侧手太阳、少阳经之间肘部及上下压痛 3 个穴位 2 分钟，腰胁痛明显减轻，留针 30 分钟，疼痛减去大半，针刺共 3 次，腰胁痛消失。

五、胃痛

胃痛是指以胃脘部近心窝处疼痛为主要表现的病证，又称心痛、心下痛、胃痞等，多见于慢性胃炎、胃、十二指肠溃疡、胃肠道功能紊乱等。

（一）病因病机

1. 相关经脉、经筋、络脉的循行主病

上腹部有足少阴、足阳明、足太阴、足厥阴、任脉等经络循行，通过手足少阴、阳明、太阴、厥阴、任、督等经脉、络脉、经筋循行、交会等加强左右、上下之间的联系。

（1）足阳明经脉、经别、经筋、络脉的循行

① 足阳明经于胃脘部循行于前正中线旁开 2 寸处。足阳明经别加强了足阳明胃经与胃脘部的联系。

② 足阳明经筋于胃脘部以带状分布于前正中线旁开 2 寸处。

③ 足阳明皮部、浮络、孙络随经脉、经筋位于胃脘部、下肢前外侧，其血络、络穴反映了足阳明络脉瘀滞状况。

（2）足太阴经脉、经筋、络脉的循行

① 足太阴经于胃脘部循行于前正中线旁开 4 寸处。

② 足太阴经筋于胃脘部以带状分布于前正中线旁开 4 寸处。

③ 足太阴络脉"入络肠胃"，足太阴络脉"实则肠中切痛"，足太阴皮部、浮络、孙络随经脉、经筋位于胃脘部、下肢前内侧，其血络、络穴反映了足太阴络脉瘀滞状况。

（3）足少阴经脉、经筋的循行

① 足少阴经于胃脘部循行于前正中线旁开 0.5 寸处。

② 足少阴经筋于胃脘部以带状分布于前正中线旁开 0.5 寸处。

（4）足厥阴经的循行　足厥阴经抵小腹，循行于上腹部外侧。

（5）任脉的循行、主病　任脉循行于胃脘部正中，任脉之络脉下鸠尾，散于腹，加强与胃脘部的联系，"实则腹皮痛"。

2. 经络病因病机

胃痛由于饮食、七情等使足阳明、足少阴、足太阴、足厥阴、任脉经络阻滞不通，传播、流注、流溢、倾移于手阳明、手少阴、手太阴、手厥阴、督脉经络，或气血不足、经络失所养所致，本病病位在足阳明、足少阴、足太阴、足厥阴、任脉经络，经可为单纯经脉病，或经筋病，或络脉病，多为经脉、经筋、络脉同时涉及。

（二）诊断

1. 症状

上腹近心窝处胃脘部疼痛，可有胀痛、刺痛、钝痛、隐痛、闷痛、绞痛等，可为持续性，也可为阵发性，慢性萎缩性胃炎患者可有上腹部疼痛，常出现于进食过程中或餐后，多数位于上腹部、脐周、部分患者部位不固定，轻者间歇性隐痛或钝痛、严重者为剧烈绞痛。伴有恶心、不欲饮食、餐后饱胀、反酸、贫血、消瘦、乏力等。

2. 体征

上腹部有不同程度的压痛。

3. 检查

胃镜、上消化道钡餐造影、幽门螺杆菌检测等有助诊断。

（三）治疗

黄帝内经对应经穴针刺法治疗胃痛疗效较好，应当辨别胃痛部位，正中部位属于任脉，正中旁开 0.5 寸属于足少阴经络，旁开 2 寸属于足阳明经络，旁开 4 寸属于足太阴经络，腹部外侧属厥阴。位置局限者取一条经络，部位较大者取二条或多条经络，胃痛以左侧为主，针刺右侧穴位，面积较大者，双侧同调，同时还要确定部位偏上或偏下，选择相应手同名经络肘部上下相应穴位针刺。

1. 第一对应关系（对应肘关节反应点）

① 部位：对侧手阳明、太阴、少阴经络肘部曲池、尺泽、少海、曲泽、阿是穴等对应压痛点。

② 刺法：用 1.5 寸毫针直刺入软组织间，留针 30 分钟，1 天 1 次。

2. 第二对应关系（腕部反应点）

① 部位：对侧手阳明、太阴、少阴经络腕部阳溪、太渊、神门、大陵、阿是穴等对应压痛点。

② 刺法：用 1 寸毫针直刺或斜刺入软组织间，留针 30 分钟，1 天 1 次。

3. 第三对应关系（其他对应反应点）

① 部位：对侧手阳明、太阴、少阴经络循行线上其他压痛等反应点。

② 刺法：用 1.5 寸毫针刺入后或行针时深呼吸，留针 30 分钟，1 天 1 次。

4. 第四对应关系（对应井穴）

① 部位：对侧手阳明、太阴、少阴经络井穴商阳、少商、少冲。

② 刺法：用三棱针、一次性采血针点刺放血，用手挤血，血色变而止或血尽而止，2 天 1 次。

5. 第五对应关系（对应血络）

① 部位：对侧手阳明、太阴、少阴络脉循行线上或附近的血络。

② 刺法：用三棱针、一次性采血针点刺放血，血色变而止或血尽而止，多个血络依次点刺，2 天 1 次，一般 1～2 次即可。

6. 第六对应关系（对应督脉穴位）

① 部位：督脉循行线上至阳及附近对应压痛穴位。

② 刺法：用1寸毫针直刺或斜刺入软组织间，留针30分钟，1天1次。

（四）典型病例

叶某，男，67岁，上腹部嘈杂，有气上冲感20年，多次服中药、西药没有明显疗效，纳差，消瘦，体重只有47千克，且还在下降，自述上腹左侧约5厘米处疼痛最甚，当属足阳明经范围。查右侧肘部手三里穴处压痛明显，给予针刺，症状减轻，先后在手三里及上下针刺约20次，症状基本消失，体重已恢复至50千克。

六、腹痛

腹痛即腹部疼痛，是脐腹疼痛、小腹疼痛和少腹疼痛的统称。多由腹内组织或器官受到某种强烈刺激或损伤所致，也可由胸部疾病及全身性疾病所致。

（一）病因病机

1. 相关经脉、经筋、络脉的循行

腹部有足少阴、足阳明、足太阴、足厥阴、任脉等经络循行，通过手足少阴、阳明、太阴、厥阴、任、督等经脉、络脉、经筋循行、交会等加强左右、上下之间的联系。

（1）足阳明经脉、经别、经筋、络脉的循行

① 足阳明经于腹部循行于前正中线旁开2寸处。足阳明经别加强了足阳明胃经与腹部的联系。

② 足阳明经筋于腹部呈带状分布于前正中线旁开2寸处。

③ 足阳明皮部、浮络、孙络随经脉、经筋位于腹部、下肢前外侧，其血络、络穴反映了足阳明络脉瘀滞状况。

（2）足太阴经脉、经筋、络脉的循行

① 足太阴经于腹部循行于前正中线旁开4寸处。

② 足太阴经筋于腹部呈带状分布于前正中线旁开4寸处。

③ 足太阴络脉入络肠胃，足太阴络脉“实则肠中切痛”，足太阴皮部、浮

络、孙络随经脉、经筋位于腹部、下肢前内侧，其血络、络穴反映了足太阴络脉瘀滞状况。

（3）足少阴经脉、经筋的循行

① 足少阴经于腹部循行于前正中线旁开 0.5 寸处。

② 足少阴经筋于腹部以带状分布于前正中线旁开 0.5 寸处。

（4）足厥阴经的循行　足厥阴经抵小腹，循行于腹部外侧。

（5）任脉的循行　任脉循行于腹部正中，任脉之络脉下鸠尾，散于腹，加强与腹部的联系，“实则腹皮痛”。

2. 经络病因病机

腹痛由于饮食、七情、劳倦、外感等使足阳明、足少阴、足太阴、足厥阴、任脉等经络阻滞不通，传播、流注、流溢、倾移于手阳明、手少阴、手太阴、手厥阴、督脉经络，不通则痛，或气血不足，阳明、少阴、太阴、任脉经脉失养所致。本病可为单纯经脉病，或经筋病，或络脉病，多为经脉、经筋、络脉同时涉及。

（二）诊断

1. 病史

有饮食、情志、受凉等病史。

2. 症状

腹痛有外感、内伤、气滞、血瘀、伤食、寒热、虚实之分，若因外感，突然剧痛，伴发症状明显者，属于急性腹痛；病因内伤，起病缓慢，痛势缠绵者，则为慢性腹痛。腹痛拘急，疼痛暴作，痛无间断，坚满急痛，遇冷痛剧，得热则减者，为寒痛；痛在脐腹，痛处有热感，时轻时重，或伴有便秘，得凉痛减者，为热痛；腹痛时重时轻，痛处不定，攻冲作痛，伴胸胁不舒，腹胀，嗳气或矢气则胀痛减轻者，属气滞痛；少腹刺痛，痛无休止，痛处不移，痛处拒按，入夜尤甚，伴面色晦暗者为血瘀痛；因饮食不慎，脘腹胀痛，嗳气频作，嗳后稍舒，痛甚欲便，便后痛减者，为伤食痛。暴痛多实，伴腹胀，呕逆，拒按等；虚痛病程较久，痛势绵绵，喜揉喜按。胁腹、两侧少腹疼痛，多属肝经病证；大腹疼痛，多为脾胃病证；脐腹疼痛，多为大小肠病证；脐以下少腹疼痛，多属肾、膀胱、胞宫病证。

3. 体征

胃脘以下、耻骨毛际以上部位可有压痛。

4. 辅助检查

血常规、胃肠镜、B超等有助诊断。

（三）治疗

黄帝内经对应经穴针刺法治疗腹痛有较好疗效，尤其功能性腹痛部位局限者，但要明确诊断，排除急危重症，主要治疗内科腹痛，妇科、外科腹痛也有疗效。应当辨别腹痛部位所属的经络循行范围，正中部位属于任脉，正中旁开0.5寸属于足少阴经络，旁开2寸属于足阳明经络，旁开4寸属于足太阴经络，部位局限者一条经络，部位较大者二条或多条经络，一侧疼痛治疗一侧，两侧疼痛双侧同调，同时还要确定部位偏于上下，以确定上下精确对应点。

1. 第一对应关系（上臂对应反应点）

① 部位：对侧手阳明、太阴、少阴、厥阴经络循行线上上臂对应压痛点。

② 刺法：用1.5寸毫针刺入，留针30分钟，1天1次。

2. 第二对应关系（腕部反应点）

① 部位：对侧手阳明、太阴、少阴、厥阴经络腕部阳溪、太渊、神门、大陵、阿是穴等对应压痛点。

② 刺法：用1寸毫针直刺或斜刺入软组织间，留针30分钟，1天1次。

3. 第三对应关系（对应肘关节及上下反应点）

① 部位：对侧手阳明、太阴、少阴、厥阴经络肘部曲池、尺泽、少海、曲泽及穴位上下的对应压痛点。

② 刺法：用1.5寸毫针直刺入软组织间，留针30分钟，1天1次。

4. 第四对应关系（对应井穴）

① 部位：对侧手阳明、太阴、少阴、厥阴经井穴商阳、少商、少泽、中冲等。

② 刺法：用三棱针、一次性采血针点刺放血，用手挤血，血色变而止或血尽而止，2天1次。

5. 第五对应关系（对应血络）

① 部位：对侧手阳明、太阴、少阴、厥阴络脉循行线上或附近的血络。

② 刺法：用三棱针、一次性采血针点刺放血，血色变而止或血尽而止，多个血络依次点刺，2 天 1 次，一般 1～2 次即可。

6. 第六对应关系（对应督脉穴位）

① 部位：下腹部正中督脉循行线上对应压痛穴位。

② 刺法：用 1 寸毫针直刺或斜刺入软组织间，1 天 1 次。

（四）典型病例

张某某，男性，46 岁，左下腹部疼痛、腹泻 5 年，加重 8 天。5 年来经常左下腹部疼痛、痛则腹泻，泻后痛减，诊为溃疡性结肠炎，多次服中药、西药，只是缓解症状，不久又作，近 8 天加重，左下腹疼痛、腹泻，属足阳明、足太阴、足厥阴经范畴，诊为腹痛，足阳明、足太阴、足厥阴合病。同名经手阳明、手太阴、手厥阴经左肘上约 2 厘米处压痛，给予针刺，2 分钟症状减轻，前后在肘上约 2 厘米手阳明、手太阴、手厥阴经压痛处针刺 15 次，腹痛、泄泻症状消失，2 个月后随访，一切正常。

第三节
五官病证

一、面瘫

面瘫又称周围性面瘫、周围性面神经麻痹，是指面神经核以下病变所致的面部肌肉瘫痪、口眼歪斜的病证，常发生于一侧。本病属口眼㖞斜、吊线风、口僻等范畴。

（一）病因病机

面部有手足阳明、少阳、太阳等经络循行，通过手足阳明、少阳、太阳等经脉、络脉、经筋循行、交会等加强左右、上下之间的联系。

1. 手足三阳经脉、经筋、络脉循行

（1）手足阳明经脉、经筋、络脉、循行、主病

① 手阳明经脉循行于面颊、下齿，夹口、鼻孔等，足阳明经脉循行于鼻旁、上齿、口唇、面颊、耳前、发际、额颅等，邪侵足阳明经脉，易致面瘫。此外，足阳明经别加强了足阳明经与口、目、面的联系。邪侵手足阳明经脉，易致口眼㖞斜、面瘫。

② 手阳明经筋循行于面颊、下巴、头角等，足阳明经筋循行于口、面、鼻、目下等，足阳明经筋病变，可致面瘫。卒口僻。《灵枢·经筋第十三》曰："足阳明之筋……其病……卒口僻，急者目不合，热则筋纵，目不开。颊筋有寒，则急引颊移口，有热则筋弛纵，缓不胜收，故僻。"可见手足阳明经筋与颜面也有着密切联系。

③ 手足阳明皮部、浮络、孙络随经脉循行于面部、上肢外侧前缘、下肢前外侧，反映了面部络脉的瘀滞状况，也可有手足阳明的络穴受累，尤其是井穴。

（2）手足少阳经、经筋、络脉循行、主病

① 手少阳经脉循行于耳周、耳中、面颊、目外眦等，足少阳经脉循行于目外眦、耳周、耳中、目下等，足少阳经别又进一步加强了足少阳经与面部、目系的关系，可见手足少阳经脉与颜面也有着密切联系。

② 手少阳经筋循行于面颊、耳前、目外眦等，足少阳经筋循行于耳后、额角、颧部、目外眦等，手足少阳经筋与颜面也有着密切联系。

③ 手足少阳皮部、浮络、孙络随经脉循行于面部、上肢、下肢外侧，反映了面部络脉的瘀滞状况，也可有手足少阳的络穴受累，尤其是井穴。

（3）手足太阳经、经筋、络脉循行、主病

① 手太阳经循行于面颊、目外眦、耳部、颧、鼻、目内眦等，足太阳经循行于目内眦、额部、耳上角等，手足太阳经脉与颜面有着密切联系。

② 手太阳经筋循行于耳后、耳中、耳上、下巴、目外眦等，足太阳经筋循行于颜面、鼻、颧部等，为目上网，手足太阳经筋与颜面也有着密切联系。

③ 手足太阳皮部、浮络、孙络随经脉循行于面部、上肢外后侧、下肢后侧，反映了面部络脉的瘀滞状况，也可有手足太阳经的络穴受累，尤其是井穴。

2. 经络病因病机

面瘫的发病源于正气不足，经络空虚，卫外不固，外邪入侵于面部手足阳明、少阳、太阳经络，传播、流注、流溢、倾移于所对应的经络，气血阻滞，经脉失养，以致筋肉弛缓不收。头为诸阳之会，百脉之宗，阳经易受外邪侵袭，风属阳邪，具有向上、向外散发的作用，所以风邪伤人，易侵犯人体的高位而发为面瘫。本病以手足阳明为主，可为单纯经脉病，或经筋病，或络脉病，也可经脉、经筋、络脉同时涉及，经脉、经筋、络脉同病。

（二）诊断

1. 病史

多有吹风受凉史，或有病毒感染史。

2. 症状

多数患者往往于清晨洗脸、漱口时突然发现一侧面颊动作不灵、嘴巴歪斜。病侧面部表情肌完全瘫痪者，前额皱纹消失、眼裂扩大、鼻唇沟平坦、口角下垂。病侧不能做皱额、蹙眉、闭目、鼓气和噘嘴等动作。鼓腮和吹口哨时，因患侧口唇不能闭合而漏气。进食时，食物残渣常滞留于病侧的齿颊间隙内，并常有口水自该侧淌下。眼有流泪、干涩、酸、胀等症状，由于泪点随下睑外翻，使泪液不能按正常引流而外溢，部分患者可有舌前 2/3 味觉障碍、外耳道疱疹等。可伴有头痛等，以患侧耳后为主。周围性面瘫发病率很高，而最常见者为面神经炎或贝尔麻痹。

3. 体征

乳突部多压痛，患侧额纹变浅或消失，眼裂增大，上眼睑下垂，下眼睑可外翻，鼻唇沟变浅、消失，面部感觉发紧、僵硬、麻木或萎缩、人中偏斜、味觉可受累。额部平坦，皱纹明显变浅或消失，眉目外侧明显下垂。

（三）治疗

面瘫有手足阳明、少阳、太阳等经络循行，黄帝内经对应经穴针刺法治疗对应穴位有效，多配合其他针刺法。

1. 第一对应关系（腕部反应点）

① 部位：对侧手足三阳经络腕部阳池、阳溪、腕骨、丘墟、解溪、昆仑、阿是穴等对应压痛点。

② 刺法：用 1 寸毫针直刺或斜刺入软组织间，留针 30 分钟，1 天 1 次。

2. 第二对应关系（对应井穴）

① 部位：对侧手足三阳经井穴关冲、商阳、少泽、至阴、厉兑、足窍阴等。

② 刺法：用三棱针、一次性采血针点刺放血，用手挤血，血色变而止或血尽而止，2 天 1 次。

3. 第三对应关系（其他对应反应点）

① 部位：对侧手足三阳经络循行线上前臂对应压痛点。

② 刺法：用 1.5 寸毫针刺入软组织间，留针 30 分钟，1 天 1 次。

4. 第四对应关系（对应血络）

① 部位：对侧手足三阳络脉循行线上或附近的血络。

② 刺法：用三棱针、一次性采血针点刺放血，血色变而止或血尽而止，多个血络依次点刺，2 天 1 次，一般 1～2 次即可。

5. 第五对应关系（对应肘关节反应点）

① 部位：对侧手足三阳经络肘部天井、曲池、小海、少海、尺泽、曲泽、阿是穴等对应压痛点。

② 刺法：用1.5寸毫针直刺入软组织间，留针30分钟，1天1次。

也可配合其他针刺法。

二、三叉神经痛

三叉神经痛是指局限于三叉神经的一个或两个分支区域内，以短暂的电击样疼痛为特征的神经痛。可由洗脸、刷牙等日常活动激发。疼痛历时数秒或数分钟，呈周期性发作，发作间歇期同正常人一样。三叉神经痛多发生于中老年人，右侧多于左侧，与诸阳经有关。属于面痛、面风痛、面颊痛等的范畴。

（一）病因病机

1. 面部经脉、经筋、络脉循行

面部有手足阳明、少阳、太阳等经络循行，通过手足阳明、少阳、太阳等经脉、络脉、经筋循行、交会等加强左右、上下之间的联系。

（1）手阳明经脉、经筋、络脉循行

① 手阳明经脉循行于面颊、下齿，夹口、鼻孔等。

② 手阳明经筋循行于面颊、下巴等。

③ 手阳明皮部、浮络、孙络随经脉循行于面部、上肢外侧前缘，反映了面部络脉的瘀滞状况，也可有手阳明的络穴受累。

（2）足阳明经脉、经筋、络脉循行

① 足阳明经脉循行于鼻旁、上齿、口唇、面颊、耳前、发际、额颅等，足阳明经别加强了足阳明经与口、目、面的联系。

② 足阳明经筋循行于口、面、鼻、目下等。

③ 足阳明皮部、浮络、孙络随经脉循行于面部、下肢前外侧，反映了面部络脉的瘀滞状况，也可有足阳明的络穴受累。

（3）手少阳经脉、经筋、络脉循行

① 手少阳经脉循行于耳周、耳中、面颊、目外眦等。

② 手少阳经筋循行于面颊、耳前、目外眦等。

③ 手少阳皮部、浮络、孙络随经脉循行于面部、上肢外侧，反映了面部络脉的瘀滞状况，也可有手少阳的络穴受累。

（4）足少阳经脉、经筋、络脉循行

① 足少阳经脉循行于目外眦、耳周、耳中、目下等，足少阳经别又进一步加强了足少阳经与面部、目系的关系。

② 足少阳经筋循行于耳后、额角、颧部、目外眦等。

③ 足少阳皮部、浮络、孙络随经脉循行于面部、下肢外侧，反映了面部络脉的瘀滞状况，也可有足少阳的络穴受累。

（5）手太阳经脉、经筋、络脉循行

① 手太阳经循行于面颊至目外眦、耳部、颧、鼻、目内眦等。

② 手太阳经筋循行于耳后、耳中、耳上、下巴、目外眦等。

③ 手太阳皮部、浮络、孙络随经脉循行于面部、上肢外后侧，反映了面部络脉的瘀滞状况，也可有手太阳经的络穴受累。

（6）足太阳经脉、经筋、络脉循行

① 足太阳经循行于目内眦、额部、耳上等。

② 足太阳经筋循行于颜面、鼻、颧部等，为目上网。

③ 足太阳皮部、浮络、孙络随经脉循行于面部、下肢后侧，反映了面部络脉的瘀滞状况，也可有足太阳经的络穴受累。

（7）足厥阴经循行

足厥阴经“连目系，上出额”“从目系下颊里，环唇内”等。

2. 经络病因病机

三叉神经痛由于情志、外伤、外邪等痹阻手足阳明、少阳、太阳、厥阴经络，传播、流注、流溢、倾移于所对应的经络，使经络瘀阻不通，不通则痛，或精血不足，经络失养所致。本病病位可为一经，也可为二经或多经；可为单纯经脉病，或经筋病，或络脉病，也可经脉、经筋、络脉同时涉及。

（二）诊断

1. 发病人群

高发于中老年患者，女性多于男性。

2. 症状

疼痛多为撕裂性、刀割样、烧灼样，患者痛到难以承受。而且发作前没有征兆。说话、吃饭、洗脸、剃须、刷牙以及风吹等均可诱发疼痛，以致病人精神萎靡不振，行动谨小慎微，甚至不敢洗脸、刷牙、进食，说话也小心，唯恐引起发作。伴有自主神经功能紊乱，出现出汗、流泪、瞳孔增大、皮肤肿胀或温度升高等症状。

① 疼痛的部位：疼痛由面部、口腔或下颌的某一点开始扩散到三叉神经某一支或多支，以第二支、第三支发病最为常见。其疼痛范围不超越面部中线，亦不超过三叉神经分布区域。偶尔有双侧三叉神经痛者。

② 扳机点：扳机点亦称触发点，常位于上唇、鼻翼、齿龈、口角、舌、眉等处。轻触或刺激扳机点可激发疼痛发作。

③ 疼痛发作的频率：疼痛会反复发作，尤其是发作频繁的患者，其疼痛会持续几个小时或者整天都会有疼痛，也会自行缓解，过一段时间后又会发作。

（三）治疗

三叉神经痛为顽固性剧痛病证，黄帝内经对应经穴针刺手足阳明、少阳、太阳等经络穴位，疗效肯定，多配合其他针刺法，要坚持治疗，部分可免除手术之苦。

1. 第一对应关系（腕部反应点）

① 部位：对侧手足三阳经络腕部阳池、阳溪、腕骨、丘墟、解溪、昆仑、阿是穴等对应压痛点。

② 刺法：用 1 寸毫针直刺或斜刺入软组织间，留针 30 分钟，1 天 1 次。

2. 第二对应关系（对应肘关节反应点）

① 部位：对侧手足三阳经络肘部天井、曲池、小海、少海、尺泽、曲泽、阿是穴等对应压痛点。

② 刺法：用 1.5 寸毫针直刺入软组织间，留针 30 分钟，1 天 1 次。

3. 第三对应关系（对应井穴）

① 部位：对侧手足三阳经络井穴关冲、商阳、少泽、至阴、厉兑、足窍阴等。

② 刺法：用三棱针、一次性采血针点刺放血，用手挤血，血色变而止或血尽而止，2 天 1 次。

4. 第四对应关系（其他对应反应点）

① 部位：对侧手足三阳经络循行线上对应压痛点。

② 刺法：用 1.5 寸毫针刺入后或行针活动患面部，留针 30 分钟，1 天 1 次。

5. 第五对应关系（对应血络）

① 部位：对侧手足三阳络脉循行线上或附近的血络。

② 刺法：用三棱针、一次性采血针点刺放血，血色变而止或血尽而止，多个血络依次点刺，2 天 1 次，一般 1～2 次即可。

也可配合局部等其他针刺法。

第四节

风湿痹病证

一、类风湿关节炎

类风湿关节炎是一种常见的以慢性破坏性关节病变为主要表现的全身性自身免疫性疾病。病变主要累及关节的滑膜，常以手足小关节起病，多呈对称性，关节和关节外表现广泛而多变，最终导致关节畸形和功能丧失。类风湿关节炎可发生于任何年龄，随着年龄增加发病率也逐步增加。一般女性多发，发病高峰在45～60岁，病程缠绵、反复，致残率高。属于痹病范畴，与历节病、风湿、鹤膝风等病相似。

（一）病因病机

1. 相关经脉、经筋、络脉循行

类风湿性关节炎与手足三阴、三阳经络有关，通过手三阴三阳、足太阳、少阳经脉于脏腑、前后正中部位相交，通过脏腑、前后正中部位加强了左右经脉的联系，并通过经脉、经筋、络脉循行、交会等加强左右、上下之间的联系。

2. 经络病因病机

类风湿关节炎由于正气不足、外邪侵袭等阻滞手足三阴三阳经络，传播、流注、流溢、倾移至同名对侧足手三阴三阳经络，聚于关节，经脉痹阻所致，初期为经络病变，可为单纯经脉病，或经筋病，或络脉病，多为经脉、经筋、络脉同时涉及，经络根据病变关节部位，涉及多条经络，涉及手足三阳经、三阴经。

（二）诊断

1. 病史

可有受凉、劳损史，遗传史。

2. 症状和体征

临床常见三种类型。第一种为急进型：起病急骤，病情严重，愈发愈甚，持续发展，则病情难以控制，直至关节变形致残，卧床不起，生活不能自理，约占10%。第二种为波浪型：病情起伏，波动不稳，缠绵不休，缓解与复发交替出现，迁延多年，对机体消耗甚大，形体消瘦，影响患者情绪，此型患者占绝大多数。第三种为弛缓型：发病起始重笃，经过及时治疗，病情得到控制，然后逐渐趋向缓和、稳定，甚至自然缓解，这种类型占10%～15%。

（1）晨僵　患者晨起后或经过一段时间停止活动后，受累关节出现僵硬、活动受限，活动后可逐渐缓解。晨僵首先发生于手部，出现关节僵硬不适，不能握拳，随病情进展，可出现全身关节的僵硬感。晨僵是类风湿关节炎的典型症状之一，也是评估病情活动性的重要指标。

（2）疼痛　本病最突出的症状是疼痛，程度与病变轻重和个体耐受性有关，常因天气变化、寒冷刺激、情绪波动、疲劳等加重。初期可表现为指、腕、趾、踝等小关节游走性疼痛。一旦关节肿胀，则疼痛开始相对固定，往往持续6周以上，而且当一处关节症状尚未消失时，另一处关节又出现疼痛。疼痛往往呈多发性，对称性。随着病变进展，肘、肩、膝、髋、颈椎可相继受累。活动期疼痛剧烈、持续，压痛明显，而缓解期多为钝痛。

（3）肿胀　由于关节腔内渗出液增多，滑膜增生以及关节周围软组织炎性改变所致。关节周围均匀性肿大，少数发红。肿胀在四肢小关节显而易见，手指近端指间关节梭形肿胀是类风湿关节炎的特征性改变，多发生在中指，也可出现在掌指关节和腕关节。

（4）活动障碍　活动障碍为本病常见的体征。早期常由于炎性渗出、疼痛、肿胀而出现活动受限，此时若能及时治疗，随着肿胀的消退，活动功能可逐渐恢复。随着病情发展，关节周围肌肉萎缩，滑膜绒毛状增生的肉芽组织压迫和侵蚀软骨，导致关节间隙变窄，加重活动受限，继续发展，关节内会发生纤维性及骨性融合，最终使关节活动功能完全丧失。

（5）关节畸形　晚期表现为关节畸形。由于关节周围肌肉、韧带等破坏，使关节产生某种特殊的畸形和运动异常。

（6）皮下结节　20%的患者出现皮下结节，多出现于关节隆突部位，如肘关节鹰嘴处、腕及指部伸侧，也可见于滑膜囊和腱鞘部位，呈圆形或卵圆形，一般直径2～3毫米，质地坚硬，无触痛，在皮下可自由移动，也可与深层组织黏附。

（7）类风湿性血管炎　为血管的炎性改变，管腔狭窄，血栓形成，血管闭塞。表现为指趾坏疽、甲床瘀斑和内脏损害等。

（8）其他全身并发症　常伴有全身疲乏感、食欲缺乏、肌肉酸痛、体重下降等全身症状。可累及全身多个系统和器官，如心脏损害出现心包炎；肺损害出现胸膜炎、肺间质纤维化；眼损害表现为巩膜炎、角膜结膜炎等。

3. 辅助检查

① 血沉：活动期RA血沉明显增快，随病情缓解而下降。

② C-反应蛋白：类风湿关节炎发作时C反应蛋白普遍升高，与病情密切相关。

③ 类风湿因子：多阳性。

④ X线检查：Ⅰ期，正常或关节端骨质疏松。Ⅱ期，关节端骨质疏松，偶有关节软骨下囊样破坏或骨侵蚀改变。Ⅲ期，明显的关节软骨下囊样破坏，关节间隙狭窄，关节半脱位等畸形。Ⅳ期，除Ⅱ、Ⅲ期改变外，并有纤维性或骨性强直。

（三）治疗

类风湿性关节炎为疑难病，多发于关节处，针刺对应关节经穴压痛点治疗关节疼痛有较好止痛效果，可根据病变经络、具体病位选择运用，多配合其他针刺法、西药等治疗。

1. 第一对应关系（腕、踝部反应点）

① 部位：踝、腕部疼痛选择对侧手足三阳经络腕踝部阳池、阳溪、腕骨、太渊、大陵、神门、丘墟、解溪、昆仑、商丘、中封、照海、阿是穴等对应压痛点。

② 刺法：用1寸毫针直刺或斜刺入软组织间，留针30分钟，1天1次。

2. 第二对应关系（对应肘、膝关节反应点）

① 部位：膝、肘疼痛选择对侧手足三阴三阳经络肘部天井、曲池、小海、

少海、尺泽、曲泽、足三里、阳陵泉、阴陵泉、阴谷、膝关、委中、阿是穴等对应压痛点。

② 刺法：用 1.5 寸毫针直刺入软组织间，留针 30 分钟，1 天 1 次。

3. 第三对应关系（对应井穴）

① 部位：对侧手足三阴三阳经井穴关冲、商阳、少泽、少商、中冲、少冲、至阴、厉兑、足窍阴、隐白、大敦、涌泉等。

② 刺法：用三棱针、一次性采血针点刺放血，用手挤血，血色变而止或血尽而止，2 天 1 次。

4. 第四对应关系（对应肩、髋压痛点）

① 部位：髋、肩疼痛选择对侧手三阴三阳经络肩、髋部肩髃、巨骨、臑俞、肩髎、髀关、箕门、秩边、阴廉、环跳、阿是穴等对应压痛点。

② 刺法：用 1.5～3 寸毫针直刺入软组织间，刺入后或行针活动患处，留针 30 分钟，1 天 1 次。

5. 第五对应关系（其他对应反应点）

① 部位：对侧手足三阴三阳经络循行线上对应压痛点。

② 刺法：用 1.5 寸毫针刺入后或行针活动患处，留针 30 分钟，1 天 1 次。

6. 第六对应关系（对应血络）

① 部位：对侧手足三阴三阳络脉循行线上或附近的血络。

② 刺法：用三棱针、一次性采血针点刺放血，血色变而止或血尽而止，多个血络，依次点刺，2 天 1 次，一般 1～2 次即可。

7. 第七对应关系（跖趾、掌指对应反应点）

① 部位：对侧手足三阴三阳经络跖趾、掌指对应反应点、阿是穴等。

② 刺法：用 1 寸毫针直刺，刺入后或行针活动患处，留针 30 分钟，1 天 1 次。

（四）典型病例

于某某，女，63 岁，右腕痛 20 年，加重 1 个月。患者在东北生活 25 余年，有“大骨节病”病史，20 年来右腕经常疼痛，劳累、受凉引发，时断时续，时轻时重，近 1 个月加重，口服中西药物、输液等治疗效果不明显。查右腕肿胀、压痛，以掌侧尺侧、桡侧部为主，类风湿因子阳性，诊为右腕类风湿性关节炎，辨为手少阳、阳明、太阴、太阳经病。同名经左踝足少阳、足阳明、足太阴、足太阳经阿是穴、丘墟、解溪、商丘、太溪、昆仑，丘墟、解溪压痛最明显，给予针刺，嘱其活动右腕，60 分钟后腕部疼痛、肿胀减轻，又给予左侧同名经足少阳、足阳明、足太阴、足太阳经井穴足窍阴、厉兑、隐白、至阴一次性采血针点刺放血，疼痛进一步减轻，共针刺 15 次，其间针刺穴位有所减少，腕痛消失，1 个月随访，未复发。

二、强直性脊柱炎

强直性脊柱炎是以骶髂关节炎及中轴关节病变为特征的慢性炎症性脊柱关节病。临床表现为脊柱和外周关节炎，主要侵犯骶髂关节和椎体小关节、肌肉、韧带的附着点，可伴有眼、肺、心血管和肾等多系统损害。发病年龄通常在 13～31 岁，发病高峰为 20～30 岁，8 岁以前及 40 岁以后发病者少见。中医认为本病为督脉病证，属于腰痛、痹证等范畴。

（一）病因病机

1. 相关经脉、经筋、络脉的循行主病

强直性脊柱炎与督脉、足太阳经络关系密切，与手足三阴、三阳经络有关，通过足手经络循行、交会等加强左右、上下之间的联系。

（1）督脉的循行　督脉循行于后正中线，其络脉循行于后正中部，加强督脉与脊柱的联系，督脉不通或督脉空虚，温运无力则“脊强”。

（2）足太阳经脉、经别、经筋、络脉循行、主病

① 足太阳经以双线循行于颈、胸、腰、骶正中两侧，足太阳经别加强了足太阳经与脊柱的联系。足太阳经脉主筋所生病，出现项、背、腰、尻疼痛等。

② 足太阳经筋以带状分布于颈、胸、腰、骶正中两侧，足太阳经筋受寒，则出现脊反折、项筋急。

③ 足太阳皮部、浮络、孙络随经脉、经筋位于头部、后颈、后背、腰臀、下肢后侧，其血络反映了足太阳络脉瘀滞状况，也可有足太阳经的络穴受累，尤其是井穴。

（3）涉及四肢关节、内脏病变者，还与循行部位经络及脏腑所络属的经络有关。

2. 经络病因病机

强直性脊柱炎由于先天督脉空虚，足太阳阳气不足，加之受凉、劳累，使腰背督脉、足太阳等经络不通，传播、流注、流溢、倾移于任脉、手太阳等经络，则疼痛、活动受限，可为单纯经脉病，或经筋病，或络脉病，多为经脉、经筋、络脉同时涉及，强直性脊柱炎较快涉及骨，出现骨的形态、结构、功能改变。

（二）诊断

1. 症状

（1）疼痛和功能受限　初发症状常为下腰、臀、髋部疼痛和活动不便（腰僵），阴雨天或劳累后加重，休息或遇热减轻。随着病变的进展，疼痛和腰僵均变为持续性，卧床休息后不能缓解，疼痛性质变为深部钝痛、刺痛、酸痛、冷痛或兼有疲劳感。疼痛和脊柱活动受限逐渐上行扩展到胸椎和颈椎，只有少部分呈下行性发展。患者可出现胸痛、呼吸运动减弱，胸椎和肋椎关节病变可刺激肋间神经，引起肋间神经痛，易误诊为心绞痛。为减轻疼痛，患者喜欢采取屈曲或弯身的姿势，日久发生脊柱后凸（驼背）畸形。

（2）其他症状　年龄较小的患者，始发症状为单侧或双侧膝肿痛、积液，部分患者早期可在大转子、坐骨结节、跟骨结节和耻骨联合等肌腱附着点出现疼痛、压痛或肿胀。约有 20%的患者呈急骤发病，有较高的体温和明显的全身症状，脊柱、骶髂关节、膝、肩等关节均可同时被累及。如果脊柱和双侧髋、膝关节均在畸形位强直，患者多数被迫卧床不起，如勉强行走必须借助于拐杖或板凳；如强直在功能位，患者尚能直立，并能利用身体的转动和小腿关节的背屈和跖屈活动缓慢步行。部分患有复发性虹膜炎，引起复发性眼痛和视力减退。

2. 体征

（1）脊柱活动受限　早期可见到平腰（腰椎前凸减少或消失）及腰椎背伸受限；晚期可见到腰椎前凸反向变为后凸，脊柱各方面活动均受到限制。髋关节有内收、外展畸形，脊柱侧凸很少见到。晚期有脊柱侧凸时可见到弓弦征，即侧弯活动时，凹侧椎旁肌肉像弓弦一样紧张。

（2）胸廓呼吸运动减少　一般认为，胸部的周径扩张度少于 3 厘米者为阳性，表示其扩张受限，严重时可消失。

（3）骶髂关节检查　挤压旋转骶髂关节而引起疼痛，是早期骶髂关节炎可靠的体征。检查骶髂关节多呈阳性，一般使用以下方法：①骨盆分离法：双手向后、向外压患者髂前上棘，使骶髂关节张开。②骨盆挤压法：从髂嵴处用力向中线挤压髂骨，从而使骶髂关节受到挤压。③骶骨下压法：病人俯卧，检查者用双手压迫骶骨向前。

（4）周围受累关节的体征　早期可见受累关节肿胀、积液和局部皮肤发热，晚期可见各种畸形，髋关节出现屈曲挛缩和内收、外展或旋转畸形，骨性强直机会多；膝可呈屈曲挛缩畸形，常可见到髋膝综合征和站立时的“Z”形姿势。

（5）肌腱附着点病变体征　大转子、坐骨结节、髂嵴、脊椎棘突和跟骨结节都可发生病变，出现与骨面垂直的骨化与骨侵蚀。而跟骨结节远离发病中心部位且位置表浅，故症状、体征易引起注意，且特别突出明显。早期即可见跟腱附着处红、肿、热、压痛，跛行，如合并跟腱前、后滑膜囊炎，则肿胀更显著。晚期因骨质增生，可看到或触到局部骨性粗大畸形。

3. 检查

① 实验室检查：在早期和活动期，80%的患者血沉增快，在静止期或晚期血沉多降至正常。活动期 C 反应蛋白普遍升高。人类白细胞抗原 B27（HLA B27）为阳性。

② X 线检查：AS 最早的变化发生在骶髂关节。早期 X 线片显示软骨下骨缘模糊、骨质糜烂，关节间隙模糊，骨密度增高及关节融合。

（三）治疗

强直性脊柱炎为进行性加重病证，以脊柱部病变为主，涉及督脉、足太阳等经络，可针刺其同名任脉、手太阳经络穴位，效果肯定。周围关节病变，可参考类风湿关节炎的针刺方法，可配合其他针刺法、药物等。

1. 第一对应关系（任脉对应穴位）

① 部位：任脉胸骨、耻骨联合部、腹部等对应压痛点。

② 刺法：1～1.5 寸毫针直刺或斜刺，留针 30 分钟，1 天 1 次。或小针刀刺至骨，2 天 1 次。

2. 第二对应关系（腕部反应点）

① 部位：对侧手太阳经络腕部腕骨、养老、阳谷、后溪、阿是穴等对应

压痛点。

② 刺法：1 寸毫针直刺或斜刺入软组织间，留针 30 分钟，腕踝关节疼痛可选择对侧足手三阴三阳踝腕穴位针刺，1 天 1 次。

3. 第三对应关系（对应肘关节反应点）

① 部位：对侧手太阳经络肘部小海、阿是穴等对应压痛点。

② 刺法：1.5 寸毫针直刺入软组织间，留针 30 分钟，肘膝关节疼痛可选择对侧足手三阴三阳膝肘穴位针刺，1 天 1 次。

4. 第四对应关系（对应井穴）

① 部位：对侧手太阳经井穴少泽。

② 刺法：用三棱针、一次性采血针点刺放血，用手挤血，血色变而止或血尽而止，2 天 1 次。

5. 第五对应关系（对应血络）

① 部位：对侧手太阳络脉循行线上或附近的血络。

② 刺法：用三棱针、一次性采血针点刺放血，血色变而止或血尽而止，多个血络依次点刺，2 天 1 次，一般 1～2 次即可。

也可配合局部等其他针刺法。

（四）典型病例

刘某某，男，46 岁，腰背疼痛、僵硬 20 余年，加重 10 天。患者自述有强直性脊柱炎，20 余年来经常腰背疼痛、僵硬，时好时坏，10 天前明显加重，查患者形体活动基本正常，腰背臀部轻度压痛，诊为强直性脊柱炎，辨为督脉、足太阳病。任脉前侧耻骨联合、剑突、胸锁关节部压痛，给予 1.5 寸毫针 5 针针刺，同名经手太阳经肘部小海、阿是穴及腕部腕骨、阳谷、后溪、阿是穴等针刺，留针 60 分钟，腰背疼痛减轻；继续针刺，2 天 1 次，针刺 7 次，腰背疼痛基本消失，2 周后随访，无复发。

三、痛风

痛风是由于嘌呤代谢障碍、血清尿酸过多，导致尿酸盐结晶沉积在关节和脏器而引起的疾病，导致反复发作的急性关节炎、痛风石沉积、痛风性慢性关节炎和关节畸形。痛风性关节炎是由痛风引起的突然发生关节红肿和剧痛的炎症，首发常累及踇趾关节，其次为踝、膝等关节，活动受限，易反复发作。属于中医痹证、历节的范畴。

（一）病因病机

1. 经络循行

痛风与手足三阴、三阳经络有关，通过相关经脉、络脉、经筋循行、交会等加强左右、上下之间的联系。

2. 病因病机

痛风由于正气不足、饮食不节、外邪侵袭等使手足三阴、三阳经络运行不通，左右传播、流注、流溢、倾移，痰瘀凝聚于筋骨后化热所致，以下肢症状为主。初期为经络病变，可为单纯经脉病，或经筋病，或络脉病，多为经脉、经筋、络脉同时涉及，以足三阴经为主；后期涉及骨，出现骨的形态、结构、功能改变，影响多个脏腑，如脾、心、肝、肾等。

（二）诊断

1. 病史

多见于中老年男性，多有饮酒和进食高蛋白食物史。

2. 症状

（1）无症状高尿酸血症　仅有血清尿酸浓度的增高而无临床症状。只有在发生关节炎时才称为痛风。

（2）急性痛风性关节炎发作期及发作间期　典型痛风发作常于夜间，起病急骤，疼痛剧烈，关节周围软组织出现明显的红肿热痛，痛甚剧烈，甚至不能忍受被褥的覆盖。大关节受累时可有关节渗液，半数以上患者首发于第一跖趾关节，足跟、踝、膝、指、腕、肘关节亦为好发部位。症状多于数天或 2 周内自行缓解。缓解后一般无明显后遗症状，偶有炎症区皮肤色素沉着。

（3）慢性痛风石病变期　尿酸盐在关节内沉积增多，炎症反复发作进入慢性阶段而不能完全消失，引起关节骨质侵蚀及周围组织纤维化，使关节发生僵硬、活动受限、畸形，严重影响关节功能。尿酸盐结晶在关节附近肌腱、腱鞘及皮肤结缔组织中沉积，形成黄白色、大小不一的隆起赘生物，破溃后排出白色粉状或糊状物，不易愈合。典型部位为耳郭。

(4) 肾脏病变　痛风的发病过程中，尿酸盐也可沉积在泌尿系统，导致急性或慢性尿酸盐肾病、尿酸性尿路结石。

3. 辅助检查

(1) 血尿酸测定　正常嘌呤饮食状态下，非同日两次空腹检测血尿酸高于420微摩尔/升时，诊断为高尿酸血症。患者高于正常值。

(2) X线检查　可有软组织肿胀，关节软骨缘破坏，关节面不规则，继之关节间隙狭窄，软骨下骨内及骨髓内均见痛风石沉积、骨质疏松，以致骨质呈凿孔样缺损如虫蚀，大小不一，边缘锐利呈半圆形或连续弧形，可有增生钙化，严重者骨折。

（三）治疗

痛风为多发病，多累及手足关节，针刺对应经穴压痛点对于关节疼痛有一定效果，根据病变部位的解剖结构选择运用，多作为辅助疗法，配合局部放血法、西药等治疗。

1. 第一对应关系（跖趾、掌指对应反应点）

① 部位：跖趾、掌指疼痛选择对侧手足三阴三阳经跖趾、掌指对应反应点、阿是穴等。

② 刺法：先针刺后放血，或针刺与放血交替进行：用1寸毫针3～5针直刺入软组织间，留针30分钟，1天1次。再用三棱针、一次性采血针点刺放血，宜多放血，用手挤血，血色变而止或血尽而止，2天1次。

2. 第二对应关系（对应井穴）

① 部位：对侧手足三阴三阳经井穴关冲、商阳、少泽、少商、中冲、少冲、至阴、厉兑、足窍阴、隐白、大敦、涌泉等。

② 刺法：用三棱针、一次性采血针点刺放血，用手挤血，血色变而止或血尽而止，2天1次。

3. 第三对应关系（腕、踝部反应点）

① 部位：踝、腕部疼痛选择对侧手足三阳经络腕踝部阳池、阳溪、腕骨、太渊、大陵、神门、丘墟、解溪、昆仑、商丘、中封、照海、阿是穴等对应压痛点。

② 刺法：用1寸毫针直刺或斜刺入软组织间，留针30分钟，1天1次。

4. 第四对应关系（对应肘、膝关节反应点）

① 部位：膝、肘部疼痛选择对侧手足三阴三阳经络肘部天井、曲池、小海、少海、尺泽、曲泽、足三里、阳陵泉、阴陵泉、阴谷、膝关、委中、阿是穴等对应压痛点。

② 刺法：用 1.5 寸毫针直刺入软组织间，留针 30 分钟，1 天 1 次。

5. 第五对应关系（对应血络）

① 部位：对侧手足三阴三阳络脉循行线上或附近的血络。

② 刺法：用三棱针、一次性采血针点刺放血，血色变而止或血尽而止，多个血络依次点刺，2 天 1 次，一般 1～2 次即可。

或配合等其他针刺法、药物等。

（四）典型病例

王某某，男，42 岁，左第一跖趾关节内侧肿痛 1 天，患者 1 天前无明显原因出现左第一跖趾关节内侧肿痛，不敢活动，查患者形体肥胖，左第一跖趾关节内侧红肿、压痛，血尿酸 461.8 微摩尔/升，诊为痛风，辨为足太阴病，右侧同名经手太阴经掌指关节内外侧压痛，给予 0.5 寸毫针 5 针针刺，嘱其轻轻活动左踇趾，2 分钟后左踇趾疼痛明显减轻，留针 60 分钟，右侧少商用一次性采血针点刺放血，肿胀、疼痛又减轻，嘱其调整饮食结构，针刺 7 次，局部肿胀、疼痛消失，活动正常。

第五节

其他病证

一、骨折

骨折是由异常外力所致骨的完整性破坏或连续性中断，骨形态上发生改变，或局部微结构发生改变，不能支持身体的重量和对抗肌肉力量的病证。

（一）病因病机

1. 经络循行

骨折与手足三阴、三阳经脉、络脉、经筋有关，通过对应经络的循行、分布、交会等加强左右、上下之间的联系。

2. 病因病机

骨折由外力损伤手足三阴、三阳经络、筋骨，瘀血流溢、流注、倾移于对侧手足三阴经络，气血运行不通，故局部疼痛、肿胀，为经脉、经筋、络脉、筋骨同时涉及，应根据病变部位确定涉及经络。

（二）诊断

1. 病史

外伤史。

2. 症状

① 受伤部位疼痛。

② 骨折处明显红肿。

③ 活动受限。

3. 辅助检查

X 线检查多可确诊。CT 检查可发现细微骨折。

（三）治疗

黄帝内经对应经穴针刺法主要适用于部位较小的轻度裂纹骨折，多可即时缓解疼痛、消除肿胀，并且有远期疗效。夹板、手术固定后的骨折应用黄帝内经对应经穴针刺，也有较好的消肿、止痛疗效。治疗期间可轻微活动，动作幅度不宜过大。

1. 第一对应关系

① 部位：同名手足三阴三阳经对应阿是穴等。

② 刺法：

毫针针刺：选择同名手足三阴三阳经对应阿是穴等毫针针刺，可用 1 个毫针，也可用 2 个或多个毫针，留针时间越长越好，1 天 1 次。

穴位放血：选择对侧手足三阴三阳经络阿是穴等三棱针、一次性采血针点刺放血，宜多放血，用手挤血，血色变而止或血尽而止，2 天 1 次。

2. 第二对应关系（对应井穴）

① 部位：对侧手足三阴三阳经井穴关冲、商阳、少泽、少商、中冲、少冲、至阴、厉兑、足窍阴、隐白、大敦、涌泉等。

② 刺法：用三棱针、一次性采血针点刺放血，用手挤血，血色变而止或血尽而止，2 天 1 次。

3. 第三对应关系（对应血络）

① 部位：对侧手足三阴三阳络脉对应部位或附近的血络。

② 刺法：用三棱针、一次性采血针点刺放血，血色变而止或血尽而止，多个血络依次点刺，2 天 1 次，一般 1～2 次即可。

（四）典型病例

张某某，女，22 岁，左腕外伤肿痛 1 天。患者 1 天前因滑雪摔伤致左腕肿痛，不敢活动，查右腕桡侧肿胀、压痛，X 线检查示左桡骨远端背侧裂纹骨折，诊为桡骨骨折，辨为手阳明经病。给予右侧足阳明经解溪、阿是穴等压痛络穴针刺，嘱其轻轻活动左腕，2 分钟后左腕部疼痛明显减轻，留针 60 分钟；右侧厉兑用一次性采血针点刺放血，肿胀、疼痛减去大半，又针刺 4 次，局部肿胀消退，活动基本不痛，只有局部轻压痛。

王某某，男，43 岁，右胁痛 3 天。3 天前坐公交车时因急刹车受到撞击，随即感右侧胁痛，转身、咳嗽加重，右第十一肋骨尖部压痛，X线检查示右第十一肋骨尖骨折，诊为右胁痛，辨为足少阳、厥阴络脉病。针刺左肘部天井、曲泽、腕部阳池等压痛络穴，当即胁痛明显减轻，转身已不痛，咳嗽还有点痛，留针60分钟，左侧井穴关冲、足窍阴点刺，用手挤血，咳嗽也基本不痛，针刺4次，胁痛完全消失。

二、感染性关节炎

感染性关节炎是由各种病原体，包括细菌、病毒、真菌等感染关节腔及其组成部分而引起的炎症性病变，并引起关节红肿、疼痛，甚至引起关节破坏及功能丧失的病证。

（一）病因病机

1. 经络循行

关节与手足三阴、三阳经络有关，通过相关经脉、络脉循行、交会等加强左右、上下之间的联系。

2. 病因病机

感染性关节炎由热毒侵袭手足三阴、三阳关节经络，热毒在手足三阴、三阳经络流溢、流注、倾移，气血运行不通，热毒聚集，经脉、络脉、筋同时涉及，应根据病变关节确定对应关节。

（二）诊断

（1）全身症状　起病较急，大关节可有寒战、高热等菌血症的表现，体温可达39℃以上，小关节多不明显。

（2）局部症状

① 关节疼痛：化脓性关节炎最早的局部症状，当活动受累关节时，疼痛加重。

② 关节肿胀：表浅的关节如肘、腕、膝、踝、掌、指等关节，早期局部发热、红肿。

③ 关节功能障碍：由于炎症及疼痛的刺激，患肢肌肉发生保护性痉挛，肢体多呈屈曲位，同时因炎症发展导致关节内脓液增多，使患肢固定在关节间

隙充分扩大的位置，关节不能主动活动。

(3) 辅助检查

① 血液常规检查：可见周围血液中白细胞计数增高可至 10×10^9/升以上，多量中性多核白细胞，血沉增快，C-反应蛋白试验阳性，提示患者存在感染。

② X 线表现：早期可见关节肿胀、积液，关节间隙增宽。以后关节间隙变窄，软骨下骨质疏松破坏，晚期有增生和硬化。

③ CT、MRI 及超声检查：可及早发现关节腔渗液，较之 X 线照片更为敏感。

（三）治疗

黄帝内经对应经穴针刺法运用的多是早期、部位较小指趾的关节，同名经与同构相互结合，多有较好疗效，只用针刺完全可有治愈。后期、部位较大关节及重症患者同名经、同构对应经穴针刺也有效果，可作为辅助疗法。

1. 第一对应关系

① 部位：对应手足三阴三阳经穴、阿是穴等。

② 刺法：以毫针针刺为主，毫针每天一次，2～3 天加放血一次。

毫针针刺：指、趾用 18 号或 25 号 0.5 寸毫针，腕、踝用 30 号或 25 号 1 寸毫针，其他关节用 30 号 1 寸毫针，可用 1 个毫针，也可用 2 个及以上毫针，留针 30 分钟以上，1 天 1 次。

穴位放血：用三棱针、一次性采血针点刺放血，宜多放血，用手挤血，血色变而止或血尽而止，2～3 天 1 次。

2. 第二对应关系（对应井穴）

① 部位：对应同名经手足三阴三阳经井穴关冲、商阳、少泽、少商、中冲、少冲、至阴、厉兑、足窍阴、隐白、大敦、涌泉等。

② 刺法：用三棱针、一次性采血针点刺放血，用手挤血，血色变而止或血尽而止，2 天 1 次。

3. 第三对应关系（对应血络）

① 部位：对侧同名经手足三阴三阳络脉关节对应部位或附近的血络。

② 刺法：用三棱针、一次性采血针点刺放血，血色变而止或血尽而止，多个血络依次点刺，2 天 1 次，一般 1～2 次即可。

（四）典型病例

邢某某，男，24岁，右环指第一指间关节肿痛3天。患者3天来无明显原因出现右环指第一指间关节肿痛，屈伸疼痛加重。查右第环指第一指间颜色发黑、肿、压痛、发热，白细胞数 13.13×10^9/升，中性粒细胞数 10.51×10^9/升，中性粒细胞百分比80%，诊为右环指第一指间感染性关节炎，辨为手少阳经病，取同名经足少阳左足四趾第一趾间关节压痛，给予压痛点0.5寸毫针针刺3针，嘱其稍活动手指，疼痛减轻，留针60分钟后已不发热，肿痛减去大半；同名经足少阳井穴左侧足窍阴一次性采血针点刺放血，1日1次，针刺4次，右环指肿痛消失，功能恢复正常。

三、甲沟炎

甲沟炎是指甲及其周围软组织的炎症性疾病，通常由细菌、真菌等病原体感染引起，常因甲周皮肤微小创伤、嵌甲等原因导致正常皮肤屏障破坏，继发感染。

（一）病因病机

1. 经脉循行

甲沟炎与手足三阴、三阳经络有关，通过手足三阴、三阳等经脉、络脉循行、交会等加强左右、上下之间的联系。

手三阴三阳络脉密集分布于手指，足三阴三阳络脉密集分布于足趾，也可有其络脉的络穴受累，尤其井穴。

2. 病因病机

手指、足趾挤压、外邪侵袭等导致手足经络瘀血，外邪、瘀血之邪传播、流溢、流注、倾移于对侧手足经络，可单纯经脉受病引起，也可与经脉、络脉先后或同时致病。

（二）诊断

甲沟炎主要表现为甲周组织发红、肿胀、疼痛，严重者可化脓，脓液会从甲沟处排出。不同类型的甲沟炎，其症状表现存在一定差异。

（1）急性甲沟炎　病情发展较快，初始症状为指（趾）甲局部的红、肿、热、痛，几天后开始化脓，有波动感，炎症继续蔓延可形成甲下脓肿，引起化脓性指（趾）头炎。

（2）慢性甲沟炎　局部红、肿、痛程度相对较轻，但症状也可突然加重。甲周皮肤和甲板会分离，并出现甲形态的变化，比如隆起、沟槽、变色、甲板肥厚等。

（三）治疗

甲沟炎取指趾数对应结构，拇指对应踇趾、示指对应二趾、中指对应三趾、环指对应四趾、小指对应五趾，无论急性、慢性都有较好疗效，尤其初期没有化脓者，针刺时间较长者可一次治愈，症状较重者可作为辅助疗法。

1. 第一对应关系

① 部位：对侧对应手足太阴、厥阴等经络阿是穴等。

② 刺法：用 0.5 寸毫针针刺，根据红肿面积可用 1 个毫针，也可用 2 个或 3 个毫针，留针时间 30 分钟以上，1 天 1～2 次。

2. 第二对应关系

① 部位：对侧对应手足太阴、厥阴等经络指（趾）甲阿是穴等。

② 刺法：用一次性采血针点刺放血，宜多放血，用手挤血，血色变而止或血尽而止，2～3 天 1 次。

（四）典型病例

刘某某，女，31 岁，右踇趾内侧肿痛 1 天。患者 1 天前无明显原因出现右踇趾内侧甲沟肿痛，不敢走路，局部肿胀发红，诊为甲沟炎，辨为足太阴经病。左踇指内侧甲沟压痛，同名经手太阴经左手踇指内侧甲沟压痛点给予 0.5 寸毫针 3 针针刺，嘱其活动右足踇趾，疼痛当即减轻，留针 60 分钟，疼痛、肿痛基本消失，下午又针刺 60 分钟，疼痛、肿痛消失，按压也没有疼痛，1 周后随访，未再发生肿痛。

四、湿疹

湿疹是由多种内、外因素引起的表皮及真皮浅层炎症，临床上急性期皮损以丘疱疹为主，有渗出倾向，慢性期以苔藓样变为主，易反复发作。

（一）病因病机

1. 经络循行

湿疹与手足三阴、三阳经络有关，通过手足三阴、三阳等经脉、络脉循行、交会等加强左右、上下之间的联系。

2. 病因病机

湿疹由于正气不足、饮食不节、外邪侵袭等因素使手足三阴、三阳经络运行不通，左右传播、流注、流溢、倾移所致，可为单纯经脉病，或经筋病，或络脉病，多为经脉、经筋、络脉同时涉及。

（二）诊断

1. 急性湿疹

急性湿疹为多数粟粒大小的红色丘疹、丘疱疹或水疱，伴有明显点状或小片状糜烂、渗液、结痂。损害境界不清，自觉瘙痒剧烈、病程不规则，常反复发作，迁延难愈。特点是皮疹呈多形性，可发生在体表任何部位，常见于头、面、手、足、四肢远端暴露部位及阴部、肛门等处，皮疹往往呈对称性分布。

2. 亚急性湿疹

常因急性期损害处理不当迁延而来，皮损以红色丘疹、斑丘疹、鳞屑或结痂为主，兼有少数丘疱疹或水疱及糜烂渗液。

3. 慢性湿疹

多因急性、亚急性湿疹反复不愈转化而来，皮损为暗红色或棕红色，常融合增厚呈苔藓样变，表面有鳞屑、抓痕和血痂，周围散在少数丘疹、斑丘疹等。皮损在一定诱因下可急性发作。

（三）治疗

黄帝内经对应经穴针刺法治疗湿疹多有较好疗效，尤其部位局限者，只用对应针刺即可治愈。对于部位散在者，辨证归经，选择同名经对应经穴针刺也有疗效。

1. 第一对应关系

① 部位：对应手足三阴三阳经穴、阿是穴等。

② 刺法：以毫针针刺为主，毫针每天一次，2～3天加放血一次。

毫针针刺：根据病变部位大小可用1个毫针，也可用2个或多个毫针，留针30分钟，1天1次。

穴位放血：用三棱针、一次性采血针点刺放血，可以1次，也可多次，用手挤血，血色变而止或血尽而止，2～3天1次。

2. 第二对应关系（对应井穴）

① 部位：对侧同名经手足三阴三阳经井穴关冲、商阳、少泽、少商、中冲、少冲、至阴、厉兑、足窍阴、隐白、大敦、涌泉等。

② 刺法：用三棱针、一次性采血针点刺放血，用手挤血，血色变而止或血尽而止，2天1次。

3. 第三对应关系（对应血络）

① 部位：对侧同名经手足三阴三阳络脉对应部位或附近的血络。

② 刺法：用三棱针、一次性采血针点刺放血，血色变而止或血尽而止，多个血络依次点刺，2天1次，一般1～2次即可。

（四）典型病例

周某某，女，51岁，双手背侧第二、三掌骨背侧起丘疹、皮肤瘙痒3天。患者3天前出现双手手背处丘疹、皮肤瘙痒，外用药膏无效。查局部发红，皮肤增厚，有散在丘疹，诊为湿疹，辨为手阳明经病，取同名经足阳明足背第二、三跖骨处对应点0.5寸毫针针刺5针，针刺5分钟后瘙痒减轻，针刺20分钟后红色消退，留针60分钟，局部已不瘙痒，1日1次。针刺2次，皮肤瘙痒、丘疹消失，只遗留局部皮肤稍厚，1个月后随访，未再起丘疹瘙痒，皮肤已恢复正常。

五、痛经

痛经是指行经前后或月经期出现下腹部疼痛、坠胀，伴有腰酸或其他不适的病证。痛经分为原发性痛经和继发性痛经两类，原发性痛经指生殖器官无器质性病变的痛经，占痛经的90%以上；继发性痛经指由盆腔器质性疾病引起的痛经，又称经行腹痛。

（一）病因病机

1. 相关经脉、经筋、络脉的循行

下腹部有足少阴、阳明、任脉等经络循行，通过手足少阴、阳明任督等经脉、络脉、经筋循行、交会等加强左右、上下之间的联系。

（1）足阳明经脉、经别、经筋、络脉的循行

① 足阳明经于腹部行于前正中线旁开 2 寸处，足阳明经别加强了足阳明经在腹部的循行。

② 足阳明经筋腹部以带状分布于前正中线旁开 2 寸处为中心。

③ 足阳明皮部、浮络、孙络随经脉、经筋位于下肢前外侧，其血络、络穴反映了足阳明络脉瘀滞状况。

（2）足少阴经脉、经筋的循行

① 足少阴经贯脊并循行于前正中线旁开 0.5 寸处。

② 足少阴经筋循脊内夹膂，在腹部以带状分布于前正中线两旁。

（3）任脉的循行　任脉循行于腹部前正中，任脉之络脉下鸠尾散于腹，加强与腹部的联系。

2. 经络病因病机

痛经的发生常由情志所伤、起居不慎、六淫为害、先天禀赋不足等因素，使冲任、足少阴、阳明经络不畅，邪气流溢、流注、倾移于督脉、手少阴、阳明经络，胞宫气血运行不畅，胞宫失于濡养而致。

（二）诊断

1. 病史

原发性痛经青春期多见，常在初潮后 1～2 年内发病。

2. 症状

疼痛多自月经来潮后开始，最早出现在经前 12 小时，以行经第 1 日疼痛最剧烈，持续 2～3 日后缓解。可呈酸痛、冷痛、胀痛、刺痛、隐痛、坠痛、绞痛、痉挛性痛、撕裂性痛等，过度紧张、焦虑、悲伤、过劳或受冷等加重，疼痛常呈痉挛性，位于下腹部耻骨上，可放射至腰骶部和大腿内侧。可伴有乳

房胀痛、肛门坠胀、胸闷、烦躁、悲伤易怒、心悸、失眠、头痛、头晕、恶心、呕吐、胃痛、腹泻、倦怠乏力、面色苍白、四肢冰凉、冷汗淋漓、虚脱昏厥等症状。妇科检查及辅助检查多无异常发现。

（三）治疗

黄帝内经对应针刺法治疗痛经多能较快缓解疼痛，长期坚持治疗也可取得一定疗效。

1. 第一对应关系

① 部位：后侧对应督脉上背部、第五腰椎棘突下阿是穴等。

② 刺法：用毫针针刺，可用普通毫针，也可用粗毫针，可加拔火罐，多治疗一次即可，疼痛缓解不理想者，可以再次针刺。

2. 第二对应关系

① 部位：对侧手少阴、阳明等腕部穴神门、阳溪等阳性穴位。

② 刺法：用 25 号或 30 号 1 寸毫针针刺，留针 30 分钟，1 天 1 次。

（四）典型病例

黄某某，女，26 岁，未婚，痛经 1 天。患者素有痛经史，每次月经来潮时疼痛难忍，面色苍白。为任脉足少阴、阳明病变，当针刺督脉、手少阴、阳明经络对应穴，督脉 L5～S1 棘突间压痛，取粗毫针针刺，强刺激，不留针，然后拔罐，再用 1 寸毫针针刺双侧神门、阳溪、阿是穴等压痛点，留针 30 分钟，疼痛当即完全缓解。

参考文献

[1] 王洪图，贺娟．黄帝内经灵枢白话解．北京：人民卫生出版社，2014.

[2] 王洪图，贺娟．黄帝内经素问白话解．北京：人民卫生出版社，2014.

[3] 田代华，刘更生．灵枢经．北京：人民卫生出版社，2005.

[4] 田代华．黄帝内经素问．北京：人民卫生出版社，2005.

[5] 王玉兴．黄帝内经灵枢三家注．北京：中国中医药出版社，2013.

[6] 王玉兴．黄帝内经素问三家注．北京：中国中医药出版社，2013.

[7] 祝华英．黄帝内经十二经脉揭秘与应用．北京：世界图书出版公司，1998.